中医孕育保健伴手礼

主　编　陆启滨
副主编　任青玲

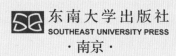
东南大学出版社
SOUTHEAST UNIVERSITY PRESS
·南京·

图书在版编目（CIP）数据

中医孕育保健伴手礼 / 陆启滨主编. -- 南京：东南大学出版社，2024.5
ISBN 978-7-5766-1323-0

Ⅰ.①中… Ⅱ.①陆… Ⅲ.①围产期 - 养生(中医)
Ⅳ.①R271.953

中国国家版本馆CIP数据核字(2024)第038081号

责任编辑：张　慧（1036251791@qq.com）
责任校对：子雪莲　　封面设计：王　玥　　责任印制：周荣虎

中医孕育保健伴手礼
Zhongyi Yunyu Baojian Banshouli

主　　编：	陆启滨
出版发行：	东南大学出版社
出 版 人：	白云飞
社　　址：	南京四牌楼2号　邮编：210096
网　　址：	http://www.seupress.com
电子邮件：	press@seupress.com
经　　销：	全国各地新华书店
印　　刷：	南京迅驰彩色印刷有限公司
开　　本：	700 mm × 1 000 mm　1/16
印　　张：	15.5
字　　数：	248 千字
版 印 次：	2024年5月第1版　2024年5月第1次印刷
书　　号：	ISBN 978-7-5766-1323-0
定　　价：	96.00 元

本社图书若有印装质量问题，请直接与营销部调换。电话（传真）：025-83791830

编委名单

主　编　陆启滨

副主编　任青玲

编　委（按姓氏笔画排序）

许家莹　刘音吟　陈　聪　陈雯玥　周维叶

赵玉芹　柳　静　洪丹丹　郭红玉　韩　月

插　图　宋雨航

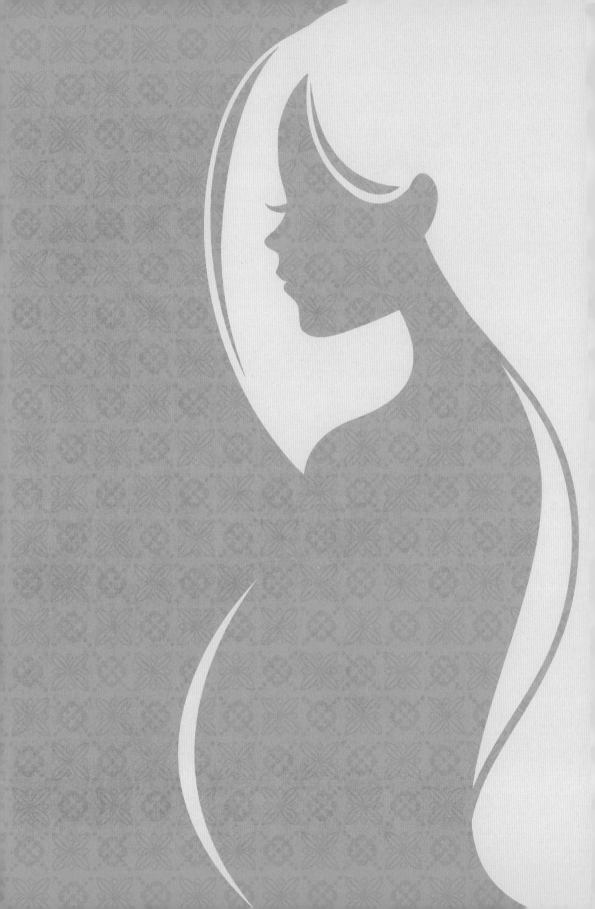

随着国家生育政策的调整，从计划生育到二孩、三孩生育政策的放开，育龄女性及家庭对生育的需求有所增加，当今人们不仅希望生育健康的宝宝，而且更希望生育聪慧的宝宝，本书就是一本介绍孕育胎产相关知识的中医妇科保健类科普读本。

目前市场上类似的书籍很多，基本上都是从西医角度来写的，本书的特点是从中医及中西医结合角度出发，介绍中医女科传统理论和现代妇产科生殖医学相结合的理念来指导孕育胎产的相关知识。中医是中华民族的瑰宝，从《黄帝内经》传承至今，历史悠久，源远流长，博大精深，千百年来用中医药传统理论和方法指导孕育胎产和防治孕产前后疾病，经验极其丰富，对当代育龄期女性孕育胎产保健知识的普及具有重要意义。

女性是孕育生命的载体，让生命得以延续，是每一位育龄期妇女都可能经历的过程。从备孕开始，再经历怀胎十月，直至生产，在这漫长的过程中，可能会出现很多问题，让准妈妈们措手不及。古代中医女科分为经、带、胎、产、杂病等，其中孕育胎产篇幅就占据了绝大部分。前人积累了许多诊治孕育胎产的宝贵经验，值得当下的我们借鉴，我们参阅了中医女科各类古籍，围绕孕育胎产保健，结合现代医学知识，从衣食住行、心理情志及孕育胎产相关疾病的防治等方面，梳理了女性在备孕期、妊娠期及产后期普遍关心的常见问题，进行了深入浅出的解答。

本书是由全国优秀中医临床人才、江苏省中医药领军人才、江苏省名中医、南京中医药大学教授、博导等著名专家学者领衔和长期从事中西医结合妇产科临床工作的陆启滨工作室团队成员联合编写的科普读物。全书分为三个部分：第一部分是孕前知识的解答，包括孕前饮食宜忌、生活起居、心理健康、提前备孕服药建议、孕前注意事项等；第二部分是孕期知识的解答，包括如何中药逐月养胎、预防流产、缓解孕吐、孕期衣食住行宜忌及常见并发症的中医治疗小妙招介绍等；第三部分是解答产后坐月子的中医调养将息要领和常见产后病的特色疗法，包括产后恶露不绝、产后下奶回奶、产后多汗身痛、产后抑郁症等疾病的应对措施。

　　本书以问题为导向，以问答形式呈现，逐一层层剖析，释疑解惑。文字配合插图及视频，衷中参西，介绍高深的专业知识时，力求语言通俗简明，配图生动活泼，集知识性、趣味性、可读性、可视性为一体，为广大育龄期女性及家庭提供既专业可信，又通俗易懂的多方位专家指导。

　　本书的出版，是我们给您及您的家人送上的一份中医女科孕育胎产保健的伴手礼，希望成为育龄期女性朋友们孕育胎产前后的随身必备宝典，也为进一步推进国家优生优育和三孩政策的全面落实，拓展孕育胎产保健科普书籍市场做点贡献。

　　书中难免存在不妥之处，敬请读者朋友们批评指正。

2023 年 6 月 12 日

目 录 Contents

▶ 第一部分

备孕篇

1

孕期篇

▶ 第三部分

产后篇

第一部分

备孕篇

中医优生——致备孕的您

　　"优生学"是英国科学家高尔顿首先提出，中国古代医学虽无"优生"一词，然而优生思想在中国历史悠久，早在 3 000 年前就有关于胎教的实践，我国是世界上最早开始胎教的国家，其中胎教就是优生的重要内容。几千年来中医学在优生方面积累了独特而丰富的经验，备孕中的您真的了解中医优生吗？

一、生育年龄与优生

　　《褚氏遗书·问子》篇提出："合男女必当其年，男虽十六而精通，必三十而娶；女虽十四而天癸至，必二十而嫁，皆欲阴阳气完实而后交合，则交而孕，孕而育，育而为子，坚壮强寿。今未笄之女，天癸始至，已近男色，阴气早泄，未完而伤，未实而动，是以交而不孕，孕而不育，育而子脆不寿。"提出男满三十娶妻，女满二十嫁人，不宜过早生子，父母阴阳完实后，生子坚壮强寿，早育易致后代"脆不寿"，其主要是由于男女年龄过小，阴阳之气尚未充实的缘故。当然并非婚育越晚越好，《内经》说："女子五七，阳明脉衰，发始堕"；"丈夫五八肾气衰，

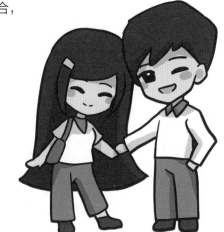

发堕齿槁"；男子"年四十而阳气自半也，起居衰矣。" 说明女过三十五岁，男过四十岁，机体已有衰老的征象，若再生儿育女就难免先天不足、体弱多病。

现代研究表明，高龄生育会使某些染色体疾病发病率增高，另外高龄妇女的难产率也明显增加。现代医学提出的生育合适年龄为 24 ～ 29 岁，与古代中医理论基本相符，建议选择最佳年龄生育，但如果超过最佳生育年龄的准爸爸准妈妈们，也不要过于担心，中医有"治未病"的方法，可以及早补救，预防生殖功能下降，所以我们要积极做好孕前调理，为孕育健康的宝宝做好准备。

二、择偶与优生

首先，不可近亲结婚，我国从西周开始就有同姓不婚的习俗，如《左传》记载："男女同姓，其生不蕃"。其次，提倡婚前检查。古人认为 "凡欲求子，当先察夫妇有无劳损痼疾，而依法调治，使内外和平，则有子矣"，这与我们现在所强调的婚检及孕前检查的观点一致。现代意义上的婚前检查是从遗传学的角度指导未婚夫妇什么条件下不可以结婚，避免因不适当的婚配而生育不健康的孩子。因此，婚检及孕前检查是生育一个聪明健康宝宝的重要手段，准爸爸准妈妈们，为了健康的宝宝，可千万不能偷懒哦。

近 亲 结 婚

✕

婚 前 孕 前 检 查

✓

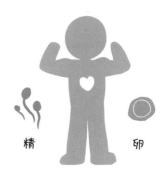

精　　　卵

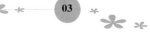

三、父母体质与优生

　　我国最早记录幼儿疾病的儿科专著《颅囟经》原序中明确提出"胎质"概念，谓"胎质"即源于父母交和而成。明代万全的《幼科发挥》有专述"胎疾"一篇，认为从出生到周岁之间的疾病皆为胎疾，明确提出胎弱是因父母的禀赋所造成的，认为子代体质与父母体质具有密切关系，所谓"父母强者，生子亦强，父母弱者，生子亦弱，所以肥瘦长短，大小妍媸，皆肖父母也"，并提出胎儿五脏之气均受于父母五脏之气。清代阎诚斋的《胎产心法》认为母血亏虚、父精不足则生子多病体弱、易早衰，提出通过调补父母精血，不但胎儿受益，同时对出生后的子代体质也有益处。由此可见，父母体质与子代体质密切相关，用中药或食物及其他养生方法，孕前调整好父体的体质和精子质量、母体的卵子质量和育胎环境，非常重要，可从源头上减轻或消除日后成人慢性疾病的发生，增强外界环境影响的抵抗和适应能力，最终实现优生优育，体现真正意义上的治病求本。

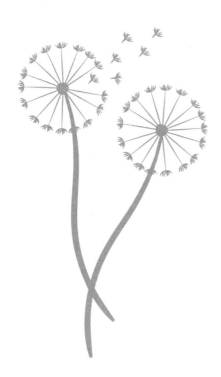

四、择孕天候与优生

择孕天候，即男女双方什么时候最适宜交合。若男女双方在生理、心情及情感状态三方面均处于最佳时期交合，不但有利于成孕，同时也有利于胚胎及出生后幼儿的体质。中医强调以下几个方面：① 在男精女血最充盛时交合。万全在《广嗣纪要》中提出："男子所以贵清心寡欲，养其精也……女子所以贵平心定气，养其血也。"故男子寡欲保精是第一，而女子养血调经是第一。② 不应在酒后同房交合。③ 不应在疲劳时同房交合。④ 不可忍小便而同房交合。⑤ 两性交合时要心悦融洽，这与成孕及子代体质有关。

因受阴阳学说、天人相应及敬畏自然等观念的影响，有关生殖种子与天象及时间之间关系的认识，在战国到秦汉间已发展为一门可以演算的成熟学问。古人认为：如万物一样，受孕成人，也是阴阳交感的结果，一日内阴阳的变化对受孕有影响，男女交合也应在阳气萌发时最有利于受孕，并多半主张在夜半子时。此外，古人还认为交合应避开某些特定的日子与时辰或气象异常之时。如孙思邈的《备急千金要方》和《千金翼方》两部著作中，提出交合时气象及日月星辰的变化对子代的生理、遗传性疾病及人生轨迹有重大影响。张景岳在《宜麟策》中提出交合时期与将来胎儿的体质有重要关系，认为在风和日丽时交合种子，子代将来贤明。现代医学研究也表明，天气阴冷、风雨交加、电闪雷鸣等恶劣的自然环境，均不利于受孕和优生。

准爸爸准妈妈们，中医的优生学——您都了解了吗？

（洪丹丹）

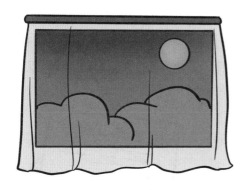

怀孕准备从何时开始?

想要孕育一个健康、聪明、活泼、可爱的宝宝,是每一位准爸爸准妈妈的心愿,但先决条件是什么呢?没错!就是准爸爸准妈妈的身心健康!而健康的保证离不开充分的孕前准备。

中医古籍《女科正宗》记载:"男精壮而女经调,有子之道也!"也就是说,准爸爸的精子健壮,准妈妈的月经正常,精卵结合,才能形成优质的受精卵。俗话说得好,"厚积而薄发",发而受孕,离不开孕前的充分准备。因此,在受孕前进行半年到一年的孕前保健准备,包括适当的身体检查、良好的生活饮食习惯、规避生活及工作中的有害因素,以及坚持适当地运动和保持良好的心态等多个方面,对顺利受孕以及胎儿健康都至关重要。

一、禀赋坚实——做好孕前生理准备

《万氏家传幼科发挥》说:"男女之生,受气于父,成形于母。故父母强者,生子亦强。"可见父母拥有健康和强壮的身体,是孕育健康胎儿的有效保障。男子的精子从产生到成熟需要 75 天左右,而女性的卵泡从窦前卵泡发育到成熟卵泡需要 85 天左右,因此,想要生育健康的宝宝,需要提前 3 个月开始备孕,以调整身体的内环境,做好充足的准备。

1. 孕前检查

夫妇双方计划怀孕后应共同进行孕前咨询及检查,孕前检查是优生优育的有效途径,通过检查能够提前了解自己的身体情况,是否有不利于怀孕的因素,如果发现问题还可以进行

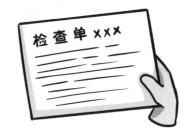

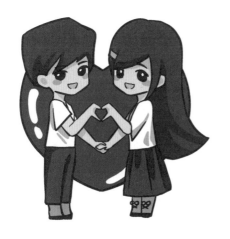

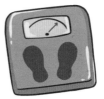

正常体重指数（kg/m²）

女性
18.5 ~ 23.9

男性
18.5 ~ 24.9

及时调整。相较于无准备怀孕以后发生不良事件，如胎儿发育异常等再去干预，做好孕前检查，在孕前进行调理，可以起到事半功倍的效果，建议从孕前6个月开始准备。

2. 维持健康体重

夫妇双方体重过重或过轻，都容易导致内分泌紊乱，影响精子和卵子的发育、成熟，降低生殖能力。建议夫妻双方在怀孕前将体重维持在正常范围（体重指数，女性：18.5 ~ 23.9 kg/m²；男性：18.5 ~ 24.9 kg/m²）。

3. 控制慢性疾病

有些女性患有高血压、心脏病、糖尿病、甲状腺疾病等慢性疾病，怀孕时这些基础疾病会对胚胎产生不良影响，引起流产、早产、胎儿发育不良、出生缺陷等，也会增加妊娠危重病的风险。因此，准备怀孕的夫妇，如患有慢性病，应在专业医师指导下，待病情控制稳定后，再考虑怀孕为宜。

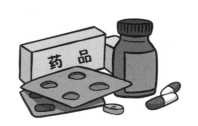

4. 谨防感染性疾病

乙肝、梅毒等传染性疾病可通过母婴传播引起胎儿/新生儿感染，建议在孕前积极治疗，并在医生指导下怀孕，以降低妊娠风险。特别是家中有猫、狗等宠物的，应避免接触宠物的排泄物，防止弓形虫感染。

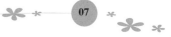

5. 合理用药

准备怀孕的夫妇，自备孕开始应高度重视夫妻双方的用药安全，因为药物在体内代谢需要一定时间，也存在生殖毒性的可能，当患有疾病必须使用药物时，应咨询医生尽量选择对生育影响小的药物。

二、精神调摄——做好孕前心理准备

《广嗣纪要》指出："求子之道……女子贵平心定气以养其血。"孕前女性需要保持良好的精神心理状态，才能使气血通畅，以促进胎儿的健康孕育。夫妻双方在计划怀孕后，不要给自己或对方带来压力。压力过大会导致准妈妈精神紧张，使肝气郁结、心神不宁、气血紊乱，而不易受孕。只有准妈妈心情放松平静，才能迎来最理想的受孕节点。

三、饮食起居调摄——做好孕前生活准备

《素问·藏气法时论》记载："五谷为养，五果为助，五畜为益，五菜为充……以补精益气"。中医早就认识到合理饮食对受孕的重要性，只有荤素搭配、饮食均衡，才能保证准妈妈的精气神俱佳。不当饮食会影响胃肠功能，如过食辛辣煎炸油腻等食物，会助湿生痰、蕴热上火；过食寒凉生冷之品，则使中焦虚寒，有碍脾胃运化。因此，孕前夫妇当合理膳食，多食五谷杂粮、新鲜水果蔬菜、优质蛋白等，少食肥甘厚味、辛辣生冷之品，并戒烟戒酒、按时饮食。在孕前3个月开始还需要每日服用叶酸 0.4 mg/ 日，能有效预防胎儿神经管畸形。

另外，保证充足的睡眠，适当运动，避免接触有害物质（如电磁辐射、化学用品、空气污染等），能使准妈妈在孕前建立起良好的生活习惯，为将来受孕打下坚实的基础。

（陈雯玥）

备孕如何抓住排卵期？

万物生长，适时播种最为关键；人与自然相似，择时"种子"，把握"真机""的候"，甚为重要，这个时期就叫排卵期，古代中医称为"氤氲乐育"之期，一般在月经周期的第 14 ～ 16 天，即两次月经的中间期，故又称为"经间期"。经间期是人体阴阳转化的时期，排卵前属阴，排卵后重阴转阳，阴阳转化的结果正是排出卵子。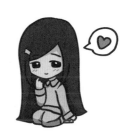

育龄期妇女的经间期，最大的生理特点就是排卵。氤氲期，是最易受孕的时期。动物的氤氲期就是发情期，猫犬发情期狂呼乱跳。人非猫犬，虽不至于狂呼乱跳，但的确也有一定的情志反应，如带下增多，出现锦丝状带下，状如鸡蛋清一样拉丝，性欲有所增强，腰俞稍有酸楚，小腹或有轻度胀痛，或有烦躁、寐差等兴奋反应，此时通过盆腔 B 超可以观察到卵泡发育成熟而排出。但是排卵只是一瞬间，B 超不一定恰好能观察到。我们有一种非常简便的方法，可以自己在家监测排卵期，那就是早晨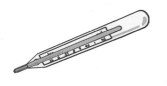在安静状态下测量自己的基础体温。排卵前基础体温低，排卵后基础体温迅速上升，在体温变化前的 2 ～ 3 天内，抓住机遇，安排性生活，即可能"种子"成功。

如何判断体温上升的好坏呢？其上升的形式有 3 种：

1.上升迅速，由低至高呈直线上升，表示排卵顺利，是一种健康的排卵形式。

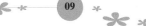

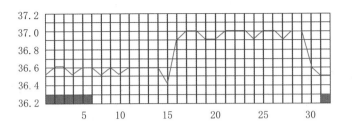

2.上升稍缓慢，由低至高呈斜直线上升，表示排卵基本顺利，与阴长达重阴或阳稍有不足，或体质、外邪、情志等因素有关，仍属于生理变化的范畴。

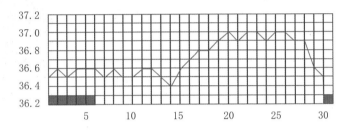

3.上升后稍降，然后再上升，稍有不稳定状态，表示排卵尚属顺利，与阴长达重阴稍差，或体质、外邪、情志、失眠等因素有关，也属于生理变化的范畴。

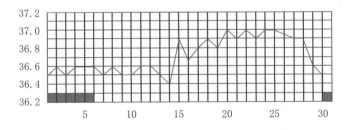

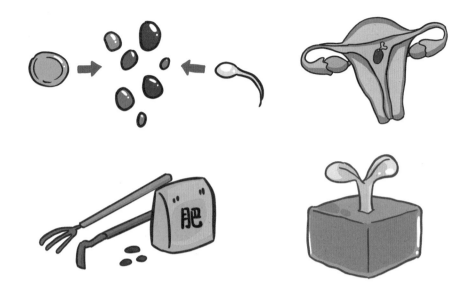

　　不同女性的排卵期，其氤氲状也并不一致，存在明显的差异反应。有的人排卵期可见两侧小腹隐痛，漏红或赤白带下，但出血量甚少，时间短暂；有的人可见烦躁失眠、焦虑或忧郁；有的人氤氲状反应不明显，但排卵还较顺利，这些都属于正常的排卵现象。

　　如果排卵期带下量极少，基本无氤氲状反应，基础体温也没有明显高相和低相的区别，就是通常所说的"基础体温单相"，那可能是卵泡发育异常，请及时就医，进一步诊治。基础体温的测量报告是医生诊断治疗的重要参考依据，就诊时请记得带上哦！

（周维叶）

基础体温——月经周期的晴雨表

基础体温（BBT）的测量，无创、价廉且简单易行，便于动态观察女性月经周期的变化，故广泛应用于临床，是我们观察月经周期、指导同房备孕的重要依据。

一、BBT 测量方法

每日睡前将体温表水银柱回复至 35℃，置于顺手可取之处，清晨醒来或在睡眠满 6 小时醒来之后，不做任何活动，将体温表含于口中舌下，闭口约 5 分钟，每天测量时间相对固定，一般以清晨 6 时～7 时为宜。起床后将所测体温记录于基础体温单，每日一点，数日可连成曲线，连续测量 3 个以上月经周期。

记录规则：经期以"×"注明，如经量已少则以"●"注明，经间排卵期出现锦丝状带下者则以"△"或"+"注明，如测定期间有感冒、失眠、性交、短暂的下腹隐痛、点滴阴道流血、黄白带增多及药物治疗的起止日期等，均应记录于该日体温之下方，以便参考。每一行起始为月经来潮第一天，下一周期需换行记录。

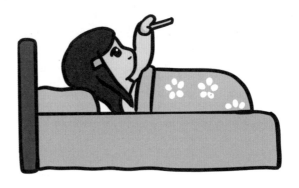

一般来说，月经周期的行经期和经后期 BBT 维持在较低范围，约在 36.5℃ 或以下轻微波动。排卵后，因孕激素刺激体温中枢，体温增高 0.3℃ 或 0.5℃，且维持于一定水平，直至月经来潮回落，呈现从低到高的双向型体温，如下图：

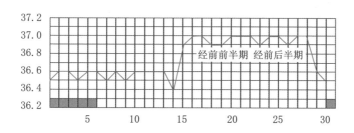

无排卵型月经者，月经周期内 BBT 无此波动，呈单相型。临床上常用 BBT 测定来确定有无排卵、排卵的时间以及黄体功能等，对分析异常子宫出血、闭经、不孕等的原因以及判断疗效尤为适合，也可以据此估计是否妊娠。就中医妇科而言，借助 BBT 可以观察整个月经周期中的阴阳消长转化，低温相反映阴长阳消的变化，高温相反映阳长阴消的变化，上升、下降两个转化期反映气血活动的变化及转化的顺利与否，因而可以作为调周法治疗的重要观测依据。

二、BBT 曲线的变化与中药调周的关系

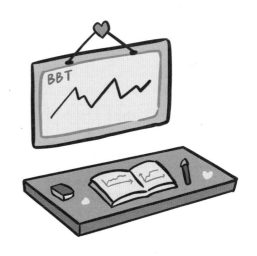

观察 BBT 的变化，不仅有助于辨证施治和疗效观察，而且有助于早早孕的诊断。通过 BBT 高低温相的长期观察，可以了解月经周期节律，寻求最佳生育时间，为优生优育服务。

常见 BBT 异常与中医证型的关系：

1. 低温相偏低，多在 36.5℃ 以下，一般在 36.2 ~ 36.3℃，大多与阳虚或阴阳两虚有关。

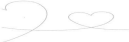

x

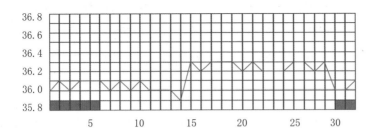

2. 低温相偏高，体温在 36.6 ~ 36.7℃，大多与阴虚或虚热有关。

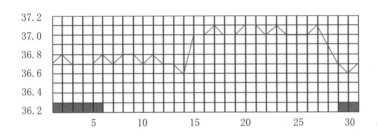

3. 低温相起伏，呈不规则波浪状，不仅与阴虚有关，而且与心、肝、脾胃失和有关。

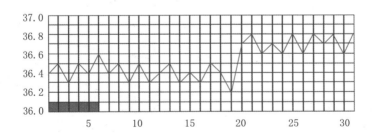

4.高温相上升缓慢，即BBT需3天以上才能到达高温相，与阴虚及阳、阴阳两虚偏于阳虚有关。

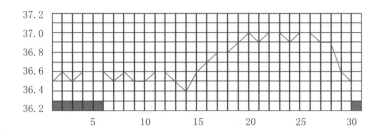

5.高温相下降缓慢，一般月经来潮时BBT迅速下降，可有1～2天甚则3天的波动，如超过3天，则为病态。多属于气虚及阳或脾肾两虚，或夹有心肝火郁。

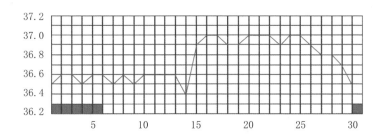

6.高温相上升、下降均缓慢，既有阴虚及阳，又有气虚及阳，病情较为复杂。

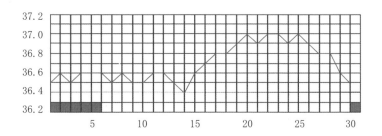

7. 高温相偏低，一般 BBT 低温与高温之间需保持 0.4℃的差距，高温相偏低者，一般高低温的差距在 0.2℃，或少数几天达 0.3℃，大多数与血虚阳虚有关，或兼有心肝气郁。

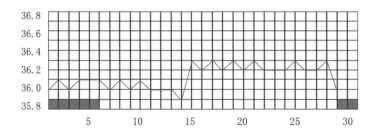

8. 高温相短，正常高温相应维持在 12 天或 14 天，甚则可达 16 ～ 18 天，如少于 12 天，则为高温相短，属于阴阳不足，偏于阳虚，或血虚及阳，以阳虚为主。

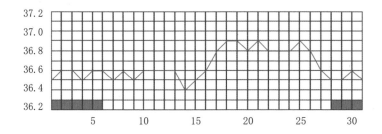

9. 高温相不稳定，高温相呈锯齿状者波动较大，极不稳定，属阴虚及阳，阳虚为主，而又兼夹心肝郁火。

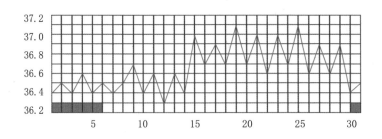

10. 高温相呈马鞍状者，中间低落，常与脾肾阳虚有关。

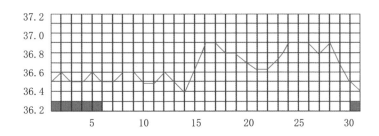

11. 高温相前期偏低，与阴阳两虚、水火不足有关。

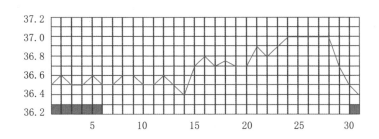

12. 高温相后期偏低，与阳气虚弱、脾肾不足有关。

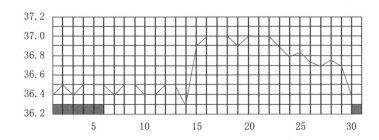

这么简便实用的检测方法，让我们赶快用起来吧！

（周维叶）

备孕期要遵循的生物钟

你知道什么是生物钟吗？生物钟控制我们情绪的起落、智商和能力的发挥，同时，生物钟也控制着女性的生理周期。

早在春秋战国时代的《灵枢经》中就有关于人体气血流注的生物钟作用记载，中医称之为"子午流注法"，也就是中国人发现的人体生物钟现象。"子午流注"这个概念一直延续至今，通过研究生物钟，目前已产生了时辰生物学、时辰药理学和时辰治疗学等新学科。今天，我们就来讲一讲备孕期要遵循的生物钟。

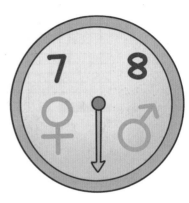

一、生命的节律：女七男八

《黄帝内经》中就有"女子七岁，肾气盛，齿更发长；二七而天癸至，任脉通，太冲脉盛，月事以时下"的记载，女子是以"七"为节律，而男子是以"八"为节律。简单地讲，人类生命发育的节律，就和树的年轮一样，年轮一年一个圈，而人类女性七年一个圈，男性八年一个圈，也就是会出现显著的性征和身体的周期性变化。

女子在"二七"即十四岁的时候，就具备了生育能力，但这时不适合行房。因为中医认为，女子"破阴太早，则伤血脉"，男子"破阳太早，则伤精气"。因此，备孕要遵循生命节律，女子在"三七""四七"，不超过"五七"之时备孕，这是她一生中的最佳孕育时期。

二、"二十四小时"生物节律

现代医学认为，人体随时间节律有时、日、周、月、年等不同的周期性节律。例如人体的体温在 24 小时内并不完全一样，早上 4 时最低，18 时最高，但相差在 1℃以内。如果人体的正常生理节律发生改变，往往是疾病的先兆或危险信号，矫正节律可以防治某些疾病。备孕期如何调整节律呢？

1. 子时（23 ~ 1 时），胆经最旺。有些人随便切掉胆是轻率的表现，胆汁需要新陈代谢。人在子时前入眠，胆方能完成代谢。古有"胆有多清，脑有多清"的说法，国医大师夏桂成教授也提出 22:30 前入睡，有利于"心肾相交""阴阳平衡"。

2. 丑时（1 ~ 3 时），肝经最旺。肝藏血，人的思维和行动要靠肝血的支持，废旧的血液需要淘汰，新鲜血液需要产生，这种代谢通常在肝经最旺的丑时完成。

3. 寅时（3 ~ 5 时），肺经最旺。肝在丑时把血液推陈出新之后，将新鲜血液提供给肺，通过肺气送往全身。所以，人在清晨时面色红润，精力充沛。

4. 卯时（5 ~ 7 时），大肠经最旺。肺将充足的新鲜血液布满全身，紧接着促进大肠经进入兴奋状态，完成吸收食物中水分与营养、排出渣滓的过程，所以最好养成晨起排便的习惯。

5. 辰时（7 ~ 9 时），胃经最旺。人在 7 点吃早饭最容易消化，如果胃火过盛，消谷善饥，就会出现嘴唇干裂或生疮。

6. 巳时（9 ~ 11 时），脾经最旺。脾是消化、吸收、排泄的总调度，又是人体血液的统领。脾的功能好，消化吸收好，血的质量好，嘴唇才会红润。唇白说明血气不足，唇暗、唇紫说明脾经有寒。

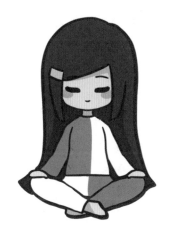

7. 午时 (11 ~ 13 时)，心经最旺。心气推动血液运行，血能养神、养气、养筋。人在午时能小睡片刻，对于养心大有好处，可使下午乃至晚上精力充沛。

8. 未时 (13 ~ 15 时)，小肠经最旺。小肠分清泌浊，将水液归于膀胱，糟粕送入大肠，精华上输送于脾，吸收为营养物质。小肠经在未时对人一天吸收的营养进行调整。

9. 申时 (15 ~ 17 时)，膀胱经最旺。膀胱贮藏水液和津液，水液排出体外，津液循环在体内，若膀胱有热可致膀胱水液代谢功能障碍，水液潴留影响肺气宣发而使人咳嗽，且咳而遗尿。

10. 酉时 (17 ~ 19 时)，肾经最旺。"肾藏生殖之精和五脏六腑之精""肾为先天之本"。人体经过申时泻火排毒，肾在酉时进入贮藏精华的阶段，所以到太阳落山时分，人就不宜过度运动。

11. 戌时 (19 ~ 21 时)，心包经最旺。心包是心的保护组织，又是气血通道。心包经戌时兴旺，可清除心脏周围外邪，使心脏处于安静状态。

12. 亥时 (21 ~ 23 时)，三焦经在六腑中功能最大，具有主持诸气、疏通水道的作用。亥时三焦通百脉。人若在亥时睡眠，气血通畅，百脉可休养生息，对身体十分有益。

由上可知，我们日常生息活动都要顺势而为，不可逆天而行，一天 24 小时每个时段该做什么、不该做什么，都有"天"律可循。

三、"生物钟"的现代医学依据

研究证实，女性生殖系统功能也受到生物钟基因的调控。育龄期女性体内的雌孕激素水平在下丘脑～垂体～卵巢（HPO）轴的调控下发生着周期性变化，生物钟基因在激素分泌、排卵、受精与着床等一系列生殖过程中发挥着重要作用；妊娠过程中生物钟基因的表达如发生异常，也有可能影响胚胎的早期种植以及妊娠后期的生长发育，导致稽留流产、妊娠糖尿病、子痫前期和早产等不良妊娠结局的发生。

可见，调整生物钟对备孕期女性十分重要，其中"睡眠生物钟"是备孕期女性最需要重视的，建议备孕期女性应规律睡眠，保证睡眠充足，睡前减少电子设备的使用，睡时应关闭灯光或光线不宜过亮。

（陈雯玥）

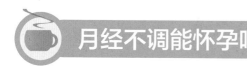
月经不调能怀孕吗？

月经不调多数会影响怀孕。那么，我们首先要了解，什么样的情况是正常的月经呢？

月经，是子宫定期排泄的血性物质，是性成熟女性的生理现象。中医认为，月经以一个阴历月为一个周期（即4周28天），经常不变，如同月相之盈亏，潮汐之涨落，故有"月事""月汛""月水"之称。李时珍在《本草纲目·妇人月水》中指出："女子，阴类也，以血为主。其血上应太阴，下应海潮。月有盈亏，潮有朝夕。月事一月一行，与之相符，故谓之月信、月水、月经。"

《素问·上古天真论》云："二七而天癸至，任脉通，太冲脉盛，月事以时下，故有子。"备孕期女性只有月经正常，方能妊娠育子，而正常的月经通常表现在以下几个方面：

一、月经的期、量、色、质

1. 周期：月经有明显的节律。出血的第1天为月经周期的开始，两次月经第1天的间隔时间为一个月经周期，一般为21～35天，平均28天。周期的长短因人而异，但应有规律性。月经提前、推后不超过1周均可视为正常。如因熬夜、压力大、情绪等引起月经提前、推后，如不连续出现超过2次，可通过自我调节、改

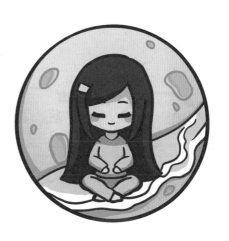

善不良生活方式等调整，也可视为月经周期正常。

2. 经期：每次月经的持续时间称为经期，正常为 2 ~ 7 天，多数在 4 ~ 6 天。如月经淋漓不尽，超过 7 天，或行经时间过短，少于 2 天，均应视为异常。

3. 经量、经色、经质：一般在经期第 2 ~ 3 天经量较多。月经量为一次月经的失血量，常难以准确测量，一般为 20 ~ 60 mL，因各人体质的不同而有一定差异。多于 80 mL 为月经过多。经量明显少于平时的 1/2，或少于 20 mL，或行经时间不足 2 天，均应视为月经过少。经色呈暗红，量多时经色加深，行经开始和将净时渐暗淡。经质稀稠适中，不凝固，无血块，无臭气。

4. 伴随症状：月经期间一般无特殊症状，有些女性可出现下腹部和腰骶部不适，乳胀，或情绪不稳定，经后自然缓解。如行经前后有明显的不适，如腹痛、腹泻、头痛等，甚至影响正常的生活、工作，均应就诊。

5. 特殊的月经：女性在月经初潮后 1 ~ 2 年内，月经或提前，或推后，甚或停闭数月。这是身体发育尚未完善之故，一般可逐渐形成正常的周期。育龄期妇女在妊娠期间月经停闭，哺乳期妇女亦多数无月经来潮，这些均属于生理性停经。在绝经前，也会出现月经周期的紊乱，一般历时 1 ~ 3 年月经才逐渐停闭。

关于特殊月经的认识，前提是身体无病。如定期两月一至者，称为"并月"；三月一至者，称为"居经"或"季经"；一年一至者，称为"避年"；终身不行经而能受孕者，称为"暗经"。妊娠初期，有的妇女仍然会在以往月经周期时出现少量阴道流血，不伴有腹痛和腰酸，亦无损于胎儿者，称为"激经"，又称"盛胎""垢胎"。

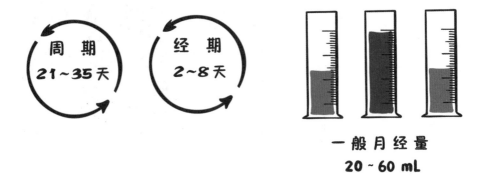

一般月经量
20 ~ 60 mL

二、月经周期的阴阳转化

月经具有周期性、节律性，可以把月经周期分为行经期、经后期、经间期、经前期这样的 4 个阶段。

1. 行经期：行经第 1 ~ 5 天，此期子宫泻而不藏，排出经血。既是本次月经的结束，又是新周期开始的标志，呈现"重阳转阴"的特征。

2. 经后期：指月经干净后至经间期前，为周期的第 6 ~ 13 天，此期血海空虚渐复，呈现阴长的动态变化。

3. 经间期：周期第 14 ~ 15 天，也称氤氲之时，或称"的候""真机"时期（即"排卵期"）。在正常月经周期中，此期正值两次月经中间，故称为经间期。经间期是重阴转阳、重阴必阳之际，必阳的结果正是排卵后形成黄体。

4. 经前期：为经间期之后，为月经周期的第 16 ~ 30 天。此期阳长阴消，重阳必阴，阴阳俱盛，以备种子育胎。若已受孕，精血下聚以养胎元，月经停闭；如未受孕，则去旧生新，血海由满而溢泻成为下一次月经。

三、伴随经周的白带变化

白带是女性阴道排出的一种阴液，色白或无色透明，其性黏而不稠，其量适中，无特殊臭气，津津常润，是正常生理现象，中医称为带下，俗称白带。《沈氏女科辑要》引王孟英之说："带下，女子生而即有，津津常润，本非病也。"

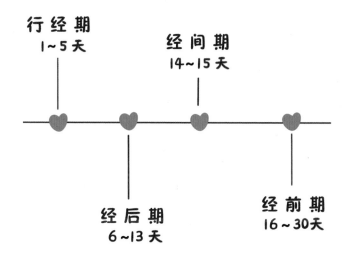

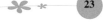

1. **带下的周期性变化**：虽然带下生而即有，但要在发育成熟后才有明显的分泌，并有周期性变化。带下呈现周期性的变化与生殖有关。在月经前后、经间期，带下的量稍有增多。经间期带下质清，晶莹而透明，具韧性，可拉长；其余时间略少。如带下过多，色、质、气味异常，或伴全身、局部症状者，为带下过多。若带下量少，甚或全无，阴道干涩，为带下过少。这两种情况均为异常。

2. **非孕期带下润泽**：带下伴随女性一生，发挥着滋润胞宫、阴道的作用。女性发育成熟后肾气盛，带下与月经同步有周期性月节律；经断后肾气渐虚，天癸将竭，带下亦明显减少，但并不断绝。若带下减少不能濡润阴道，则阴中干涩，为带下过少病证。如带下量持续多，甚则为水样带下，或黄色脓性，或有腥臭味，或泡沫样带下，或豆腐渣样带下，则为异常，需去医院检查，排除感染性或器质性病变。

3. **孕期带下增多**：妊娠后阴血下聚，使冲任、胞宫气血旺盛，故带下量随妊娠而增多，质黏稠，无异味，除润泽阴道外，还能保护阴道宫颈，防止细菌、病毒等外邪入侵宫腔，影响胎儿。孕期带下略增多为正常，若出现异常增多，也要做进一步的带下检查，以防误诊或漏诊。

（周维叶）

好心情才能好"孕"来

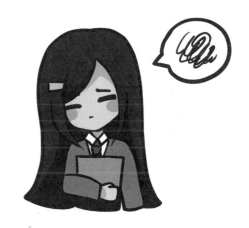

你知道吗？心情的好坏与排卵和受孕有直接的关系。

大家都知道，夫妇双方身强体健，两情相悦，才能孕子。

为什么呢？清代《傅青主女科》指出："妇人有怀抱素恶，不能生子者，人以为天心厌之也，谁知是肝气郁结乎……必不能通任脉而达带脉……则胞胎之门必闭，精即到门，亦不得其门而入矣"这告诉人们，情志因素可影响受孕。

中医有"喜伤心、怒伤肝、思伤脾、忧伤肺、恐伤肾"之说，而各种心理情志的变化会反作用于人的外在形体。如"脾忧愁而不解则伤意，意伤则悗乱，四肢不举，毛悴色夭，死于春。肝悲哀动中则伤魂，魂伤则狂忘不精，不精则不正当人，阴缩而挛筋，两胁骨不举，毛悴色夭，死于秋"。

现代女性生活压力大，工作节奏快，职场竞争激烈，常常处于紧张、焦虑、抑郁等不良情绪中，严重阻碍了排卵，而正常的排卵是受孕的前提条件，没有优质的卵子与精子结合，就不能成功妊娠。

俗话说："心病还须心药医"。《本草经疏》记载："只宜以识遣识，以理遣情，此即心病还将心药医之谓也。"调畅情志需要注意以下几方面：

一、顺应自然而调节情志

人与自然是一个整体，互相之间存在密切的关系。自然界的变化能直接或间接地影响人体，而人体也必然相应地反映出各种不同的生理活动或病理变化。因此，起居作息、饮食五味均要与自然界的节律相应而协调。《素问·四气调神大论》中记载：

"春三月，此谓发陈。天地俱生，万物以荣。夜卧早起，广步于庭，被发缓形，以使志生"，使形体舒展，适应春气之生机。

"夏三月，此谓蕃秀。天地气交，万物华实。夜卧早起，无厌于日，使志无怒，使华英成秀，使气得泄"，方能使人的精神饱满，以适应夏气养长之道。

"秋三月，此谓容平。天气以急，地气以明。早卧早起，与鸡俱兴，使志安宁，以缓秋刑，收敛神气"，使肺气清净，以避秋季肃杀之气。

"冬三月，此谓闭藏。水冰地坼，无扰乎阳。早卧晚起，必待日光，使志若伏若匿"，使神志内藏，安静自若，去寒就温，避免阳气耗散，以适应冬气的养藏。

二、锻炼体魄而调节情志

备孕期经常锻炼身体，能增强体质，舒畅心情，缓解压力。选择五禽戏、太极拳、八段锦、易筋经、散步、慢跑、跳舞等多种健身方法，不仅能增强体质，提高健康水平，而且还能调节月经周期、促进排卵。但锻炼要因人而异，运动要劳逸适度，做到"形劳而不倦"；运动量由小到大，循序渐进，并持之以恒。

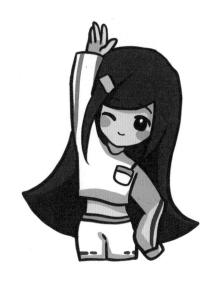

三、心理疏导而调节情志

精神情志，贵在调和。情志调和，则气血调畅，脏腑功能协调。反之，过于强烈的情志刺激，持久不得舒泄的情志活动，超过了人体的生理调节能力，可导致脏腑精气受损或功能紊乱。养性调神包括两个方面：一是要注意避免内外环境的不良刺激；二是要提高人体自身心理的适应能力。平常可以找家人或者朋友聊天，转移注意力，培养自己的兴趣爱好。对于压力较大、情绪过激的人，建议去心理科咨询，做必要的心理疏导，心理医生会给出专业的指导，这样才能缓解紧张焦虑的情绪。

祝您有个好心情，把握氤氲乐育之时，迎接"好孕"早日到来！

（周维叶）

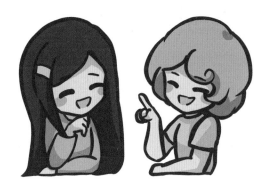

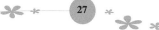

高龄备孕女性应如何应对？

随着时代的发展，晚婚晚育的女性在逐年增多，而且随着"二孩""三孩"政策的实施，高龄备孕女性也越来越多，不同于年轻女性，高龄女性的备孕之路可能比较坎坷。

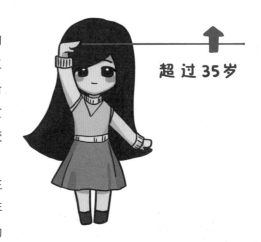

超过35岁

什么是高龄妊娠呢？人类的生育力受到各种因素的影响，随着年龄的增长而逐渐减退，医学上认为30岁以后生育力就开始走下坡路，35岁以后迅速下降，年龄超过35岁怀孕就被称为"高龄妊娠"。

高龄备孕女性需要做什么呢？

一、及时评估卵巢储备功能

《素问·上古天真论》云："女子七岁，肾气盛，齿更发长。二七，而天癸至，任脉通，太冲脉盛，月事以时下，故有子……七七，任脉虚，太冲脉衰少，天癸竭，地道不通，故形坏而无子也。"中医学认为肾藏精，主生长发育和生殖，在机体的整个生命活动中起着主导作用，决定着人的生长衰老和生殖功能。高龄女性肾气虚，生育力下降，其主要原因是卵巢衰老，卵巢功能下降，而此时评估卵巢储备功能就显得尤为重要。卵巢储备功能指的是卵巢产生卵子的数量和质量的潜能，这个功能的好坏，直接影响女性的生育能力。所以，高龄备孕的女性应积极检查卵巢的功能。

二、调畅情绪，避免压力

有调查显示，女性在备孕期间的压力要高于男性。长期处于紧张、焦虑、抑郁、恐惧等负面情绪中，常常导致肝气郁结、肝郁脾虚、气血瘀滞等证。如果肝气郁结，疏泄不利，不能有规律地排出成熟卵子，就会导致排卵功能障碍，影响受孕。宜疏肝解郁，健脾宁心。平时宜保持心情舒畅，家属多陪伴并给予关爱，以消除备孕期女性的恐惧心理，减轻压力，避免精神紧张，同时给予心理疏导，结合药膳饮食指导，可提高受孕概率。

三、合理控制体重

在我国体重指数BMI ≥ 28 定义为肥胖，24 ≤ BMI < 28 为超重。肥胖女性常伴有胰岛素抵抗，造成排卵障碍，影响生育能力。即使高龄肥胖女性未合并排卵障碍，其生育力也是减退的。中医典籍《丹溪治法心要》记载："肥者不孕，因躯脂闭塞

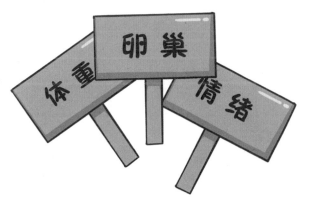

子宫，而致经事不行……瘦者不孕，因子宫无血，精气不聚故也""若是肥盛妇人，禀受甚厚，恣于酒食之人，经水不调，不能成胎，谓之躯脂满溢，闭塞子宫，宜行湿燥痰……"

但过于消瘦的高龄女性，也不易受孕。脂肪对月经的影响是非常重要的，身体脂肪含量小于 17% 月经就不能来潮，小于 22% 就不能维持正常月经。过度减肥不仅有可能导致内分泌失调、月经紊乱或闭经，甚至导致排卵障碍，影响生育或导致流产。

体重过重或过轻，都会对孕育带来不良影响，所以维持正常体重对高龄备孕女性尤为重要。

（赵玉芹）

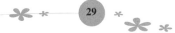

高效备孕如何"培土育种"？

目前，不孕不育的发生率逐年上升，已成为一项世界性的医学和社会问题。能顺利怀孕，并生育健康聪慧的宝宝，对许多家庭而言都是一件大喜事。准爸爸准妈妈们，你们是否也曾羡慕那些"一备就中"的幸运儿？是否正在焦虑"为何自己的'好孕'迟迟未至"？

古人称妊娠为"种子"，怀孕就如同种地一样，若想要有好的收成，肥沃的土壤与优良的种子是必备条件，妊娠的过程好比耕种，精卵结合成的受精卵即为种子，子宫内膜为孕囊着床的土壤，若想要"好孕"连连，准妈妈们必须事先做好充足的准备，养好田，育好种，保养好子宫与卵巢。

俗话说得好，种子先养身。合理膳食、均衡营养，保障健康身体，是孕育新生命必需的物质基础。准妈妈们应孕前接受健康体检、合理膳食和生活方式指导，使营养状况尽可能达到最佳健康指标后再怀孕。

一、培土——稳固地基

"种地先养田"，土壤的肥沃与否直接决定着庄稼的生长情况。因此，宫腔就是地基，子宫内膜就是种植受精卵的土壤，宫腔及内膜的条件决定着胚胎能否顺利着床，以及胚胎能否茁壮成长。子宫是胎儿在母体内生活的小房子，要想胎儿在子宫内健康茁壮地度过漫长的十个月，就必须将房子修建得舒适宜居，将土壤培育成优质才行。祖国医学提出"培土"学说，以优化子宫内膜状态，稳固建房的"地基"，为"育种"做好充足准备。

那么，在饮食方面，孕前怎么吃才能达到优质培土的效果呢？

据 WHO 报道，发展中国家孕妇贫血患病率高达 40% ~ 60%。《妇人大全良方》中也强调女子以血为本，尤其是孕后阴血下聚胞宫，以养胎元，阴血更虚。有研究表明，妊娠期贫血会增加早产和胎膜早破的概率，影响妊娠结局。故孕前调补气血，防患未然，甚为重要。

动物血、肝脏及红肉中铁含量及铁的吸收率均较高，同时摄入含维生素 C 较多的蔬菜和水果，可提高膳食铁的吸收与利用率。中医补血名方很多，如四物汤、八珍汤、圣愈汤、当归补血汤、归脾汤等，均有良好疗效。清代名医张锡纯开启古方今用的先例，倡导补气生血，正所谓"有形之血不能速生，无形之气所当急固"，可用于急性失血之时。气血充足，不仅土壤肥沃，而且也有利于将来种子落地生根，发芽结果。

对于孕前子宫内膜较薄的女性，在饮食上要多吃主食，如米面、豆类、谷类、薯类等，少吃甘肥油腻辛辣之品；适当补充血肉有情之品，如动物蛋白、龟鳖、胎盘、鱼虾等，同时吃些桂圆、红枣、阿胶、黄芪、当归等补气血的食药同源之品。

培土还要松土，土壤松软，才有利于播种。现代研究表明，子宫、卵巢血流动力学的改变是引起不孕症、复发性流产的原因之一，故临床可以服用活血化瘀药以"松土"，不仅可以提高子宫螺旋动脉的血流灌注，改善子宫内膜的容受性，而且还能保证卵巢的血液循环，促进卵泡的发育，为"育种"做好准备。

二、育种——优质储备

种子如种庄稼，高质量的卵泡是成功受孕的第一步，卵泡养得好，好孕自然来。

1. 合理膳食：中医对于育种的认识由来已久，《黄帝内经》中总结出了"五

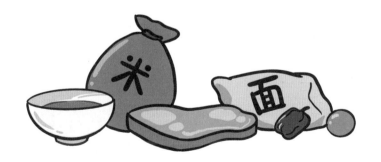

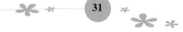

谷为养，五果为助，五畜为益，五菜为充，气味合而服之，以补益精气"的膳食配制原则，对我们今天准妈妈的饮食营养补充仍具有重要的参考价值。

那么，我们如何在孕前实现合理膳食？概括起来有四句话，即"五谷为养长寿命，五果为助健脾胃，五畜为益丰肌肉，五菜为充足营养"。

（1）五谷为养：是指黍、稷、菽、麦、稻等谷物和豆类作为养育人体之主食。黍、稷、麦、稻富含碳水化合物和蛋白质，菽则富含蛋白质和脂肪等。谷物和豆类同食，可以大大提高营养价值。我国居民的饮食习惯是以碳水化合物作为热量的主要来源，但碳水化合物不宜较多纳食，过量食用容易造成热量过剩，引起肥胖，增加妊娠糖尿病的发病风险，因此应在控制整体热量的基础上每天定量食用。常见的谷物和豆类有：大米、糯米——养胃，红小豆——解毒利水，绿

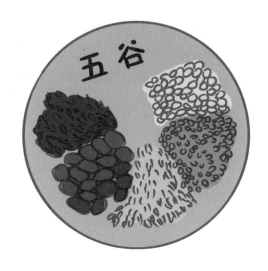

豆——解毒消暑，高粱——和胃安神，黑芝麻——补肾润燥，小米——温胃益气，芡实——固肾健脾。需要注意的是绿豆和葛根粉性寒，若体质偏寒者，易致腹泻，当慎用。

（2）五果为助：系指枣、李、杏、栗、桃等水果、坚果，有助于养身和健身。水果富含多种维生素、纤维素、糖类和有机酸等物质，可以生食，且能避免因烧煮破坏其营养成分。有些水果若饭后食用，还能帮助消化。故五果是平衡饮食不可缺少的辅助食品，但其含糖量较高，过量食用易增加妊娠糖尿病风险。因此应选择含糖量低的水果，如苹果、桃子、梨——生津止渴，樱桃——健脾利湿，橙子——疏肝理气，桑椹——滋肾黑发，香蕉——滑肠润便，核桃——补肾固精，佛手——舒肝止痛，莲肉——健脾止泄，大枣——健脾补血，荸荠——凉血开胃，龙眼——补心安神，花生——补血利尿。建议每日果类摄入量为100～300 g，慎食山竹、西瓜、甜瓜等凉性水果，易损伤脾胃。

（3）五畜为益：指牛、犬、羊、猪、鸡等禽畜肉食，对人体有补益作用，能增补五谷主食营养之不足，是平衡饮食食谱的主要辅食。动物性食物多为高蛋白、

高脂肪、高热量，而且含有人体必需的氨基酸，是人体正常生理代谢及增强机体免疫力的重要营养物质，建议每日摄入 150 ~ 200 g，以保证动物蛋白的吸收，如兔肉、鸭肉、泥鳅——滋阴润燥，狗肉、羊肉、鸡肉——温阳补血，牡蛎——软坚散积，鲤鱼、鲫鱼——利水消肿，螃蟹肉、甲鱼等——滋阴养血，但偏于寒凉，建议少食；生鱼片、海鲜等，其性偏寒，且可能含有寄生虫及细菌，食之不当，则可能引起胃痛、腹泻等。

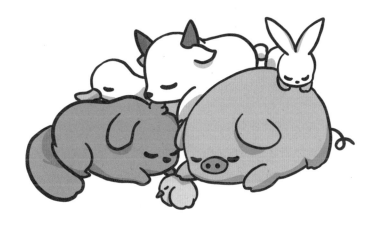

（4）五菜为充：指葵、韭、薤、藿、葱等蔬菜。各种蔬菜均含有多种微量元素、维生素、纤维素等营养物质，有增食欲、充饥腹、助消化、补营养、防便秘、降血脂、降血糖、防肠癌等作用，故对人体健康十分有益。如：西红柿——凉血平肝，茭白——解毒除烦，萝卜——下气消食，冬瓜——利湿消暑，藕——消瘀凉血，丝瓜——利湿通络，蘑菇——解毒散肿，山药——健脾固肾，白扁豆——健脾除湿。

一般来说，孕妇忌食生菜、木耳、马齿苋、茄子等，因其性寒凉，过于滑利，易致流产，青西红柿、发芽马铃薯、未熟豆角、慈菇可产生毒素，腌制蔬菜（如酸菜等）因含大量亚硝酸盐，对胎儿发育不利，所以备孕中的妈妈们也要注意饮食哦，万一此时已经怀上了呢！

2. 体质调理：育种还可根据不同体质进行中药辨证论治，准妈妈孕前的"育种"，主要是培育优质的卵子，关键在肾气充盛，天癸成熟，冲盛任通。因妇人有经、带、胎、产、乳等生理特点，常耗伤阴血，阴不足则阳易亢，虚火妄动。

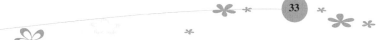

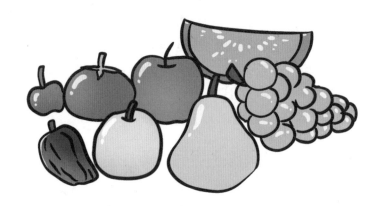

临床多采用补肾滋阴的方法以"育种"，服些补益类的中药，配合疏肝健脾法，促进脾胃运化，协助肝气疏泄，使补而不腻，补而不滞，使得孕前身强体健，阴平阳秘，气血充盛，定会"好孕"相伴。

3. 培育优精：准爸爸们也不能偷懒哦，"育种"不仅要准备优良的卵子，也要培育上乘的精子，只有优质的精卵结合，才能形成优质的受精卵。现代研究表明：精子的优劣不仅影响着能否受孕，而且还影响着妊娠的结局。补肾的方法可以增加精子密度及精子活力，提高抗精子抗体转阴率，而"育种"过程中，女性偏重补肾阴，男性偏重补肾阳。除了采用药食调理外，准爸爸们还需配合运动、起居等生活方式的调整，才能产生优良的精子。

（陈雯玥、洪丹丹）

高效备孕如何"施肥"？

备孕期的饮食营养好比是培土和育种，那么叶酸、营养素、辅酶 Q_{10} 的补充和中药的调理就好比是施肥。下面我们就"施肥"的问题和准妈妈们来聊聊。

一、叶酸

1. 叶酸是什么？

叶酸（folic acid，FA）是一种水溶性 B 族维生素（维生素 B_9），虽然在体内的总量很少，但它是细胞增殖、机体生长发育不可缺少的微量营养素。除了参与蛋白质、DNA、血红蛋白合成、同型半胱氨酸代谢等；叶酸还可以影响卵泡质量和促进卵泡成熟，增加优质卵母细胞的数量，影响排卵，以及满足受精卵分裂发育的需要。

2. 缺乏叶酸会有什么后果？

孕早期缺乏叶酸可引起流产、死胎、脑和神经管畸形，还可导致眼、口唇、腭、胃肠道、心血管、肾、骨骼等器官的畸形。超过 50% 的神经管缺陷病例与孕早期叶酸补充不足有关。孕中、孕后期叶酸缺乏还会引起孕期巨幼红细胞性贫血、先兆子痫、胎盘早剥的发生。

3. 补充叶酸有什么好处？

孕前 3 个月开始补充叶酸可以增加受孕成功率。

孕前 3 个月至孕 3 个月服用叶酸补充剂可以预防 80% 的神经管畸形儿出生。

孕期合理补充叶酸，还可以减少流产、巨幼细胞贫血、先兆子痫、出生后的孤独症谱系障碍等风险。

4. 如何补充叶酸?

很多新鲜水果、蔬菜、肉类食品中都含叶酸,酵母、肝脏以及菠菜等绿叶蔬菜中叶酸含量较多,建议多吃。但天然食物中的叶酸是还原性叶酸,易受阳光、酸及加热等因素影响而发生氧化,非常不稳定,生物利用度也较低,大约只有50%。一般孕期、哺乳期都存在食补不足,所以还需要增加服用叶酸补充剂。

（1）普通人孕期、哺乳期建议适量补充

《中国临床合理补充叶酸多学科专家共识》建议没有高危因素的一般人群这样补充叶酸:育龄妇女应从孕前3个月到孕期3月,每天补充0.4 mg或0.8 mg叶酸;孕中、孕晚期、哺乳期,建议每天补充0.4 mg叶酸。服用叶酸2个月后如果没有受孕,应继续补充叶酸直至怀孕后3个月。叶酸缺乏者建议补充叶酸到产后3个月。

含叶酸的食物有:莴苣、菠菜、西红柿、胡萝卜、青菜、龙须菜、花椰菜、油菜、小白菜、扁豆、豆荚等蔬菜;橘子、草莓、樱桃、香蕉、柠檬、桃子、李、杏、杨梅、海棠、酸枣、山楂、石榴、葡萄、猕猴桃、梨等新鲜水果;动物的肝脏、肾脏、禽肉及蛋类等动物食品;黄豆、豆制品、核桃、腰果、栗子、杏仁、松子等豆类、坚果类食品;大麦、米糠、小麦胚芽、糙米等谷物类食品。

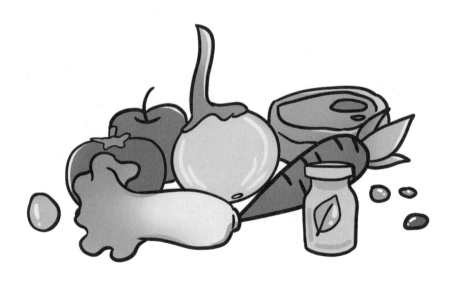

（2）叶酸缺乏的高危人群孕期建议增加补充

因为育龄期女性叶酸水平的地区差异较大，所以补充的叶酸也有差异。我国北方地区、贫困农村、冬／春季、叶酸代谢基因异常，都可能是叶酸缺乏的高危因素。所以，备孕女性如果居住在北方地区（尤其是农村），或者平时新鲜水果和蔬菜吃得少，或叶酸水平本来就比较低，或备孕时间短，都建议：增加补充叶酸剂量或延长孕前补充时间，建议在医生的指导下服用。

（3）特殊人群需大量补充

如果有生育过神经管缺陷患儿的女性，或男方有生育过神经管缺陷患儿，或夫妻一方患神经管缺陷症，则建议：从孕前1个月开始每天补充4 mg叶酸，直到孕3个月，因国内剂型原因，叶酸剂量可增补到5 mg。

如果患糖尿病、肥胖、癫痫、胃肠道吸收不良，或家族里有患先天性脑积水、先天性心脏病、唇腭裂、肢体缺陷、泌尿系统缺陷，或一、二级直系亲属有生育过神经管缺陷的女性（比如亲姐姐），或在服用抗叶酸代谢的药物者，则建议：从孕前3个月开始每天补充0.8 mg叶酸，直到孕3个月。

以上特殊情况建议在专业医生指导下补充叶酸。

5. 男性也需要适量补充叶酸

男性体内叶酸水平与精子质量有明显的相关性，摄入叶酸水平高的男性发生精子异常的概率明显降低。叶酸会影响DNA的合成，如果男性叶酸水平低，染色体异常的精子数量也会明显升高。为了提高精子质量，备孕期间的男性也需适量补充叶酸。

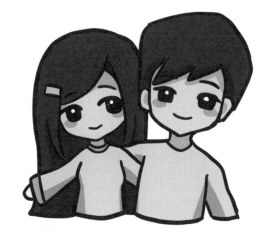

6. 叶酸补充的注意事项

注意吃叶酸最好是早饭后0.5～1小时吃。目前有每片5 mg和每片0.4 mg两种叶酸剂型，备孕要服用小剂型。叶酸摄入过多会掩盖维生素 B_{12} 缺乏的症状，干扰锌的代谢，引起锌缺乏或者神经损害；如果孕早期、中期每天补充叶酸超量，还可能增加妊娠高血压、妊娠糖尿病的风险。

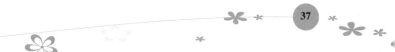

吃叶酸不要同时吃维生素，叶酸在酸性环境中容易被破坏，在碱性和中性环境中稳定，而维生素 C、维生素 B_2 和维生素 B_6 在酸性环境中相对稳定，如果补充叶酸的同时，再补充维生素 C、维生素 B_2 和维生素 B_6，则会影响其吸收率。建议两者补充的最佳间隔时间应超过半小时。

二、复合维生素

1. 复合维生素是什么？

营养素是指食物中可给人体提供能量、构成机体和组织修复以及具有生理调节功能的化学成分。人体所必需的营养素有蛋白质、脂类、糖类、维生素、水和无机盐（矿物质）、膳食纤维（纤维素）7 类，还包含许多非必需营养素。复合维生素含维生素、矿物质和微量元素。

2. 备孕期女性是否需要补充维生素和微量元素？

对于正常人群是否需要服用营养素补充剂，虽然存在赞成和反对两种观点，但一致认为营养素补充不能代替平衡的膳食。对于明显的维生素缺乏引起疾病的患者，则应该补充相应的维生素。

对于备孕期和妊娠妇女，建议至少妊娠前 3 个月及妊娠后 3 个月每日补充适量的维生素和微量元素。孕期女性血容量增加，盆腔器官体积增大，需要的能量和营养素增加，胎儿的成长也需要营养物质和能量，因此母亲营养储备对

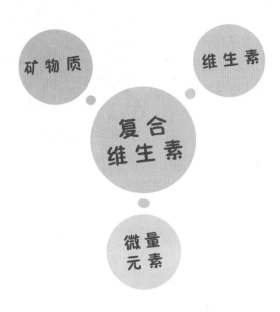

于优生优育有着重要意义。而早孕反应导致母体进食量减少，从而可能引起来源于饮食中的微量元素摄入不足，进而增加胎儿畸形的发生风险。妊娠期孕妇合理补充维生素和微量元素，可为新生儿的健康成长打下良好基础。

3. 服用复合维生素的好处有哪些?

营养素具有协同作用，表现在各维生素之间可以通过协同作用促进吸收或使某一效应增强。

维生素的协同作用目前已经比较明确的有：维生素 A+ 铁 + 锌协同预防缺铁性贫血，维生素 C 可以促进铁等矿物质的吸收，叶酸 + 维生素 B$_{12}$ 可以协同降低同型半胱氨酸的量，维生素 C+ 维生素 E 可以协同抗氧化，还有一些临床试验证明维生素 A 与铁、锌共同预防贫血比单纯补铁更有效。

复合维生素片含有维生素、矿物质和微量元素，能更好地促进营养素的吸收，营养素广泛分布在人体各部分，在组织和血浆中的水平处于一种稳定调节状态，可以满足备孕期、妊娠期妇女对维生素、矿物质和微量元素的额外需求，对于预防妊娠期因缺铁和叶酸所致的贫血、新生儿出生缺陷，降低不良妊娠结局的发生有着重要作用。

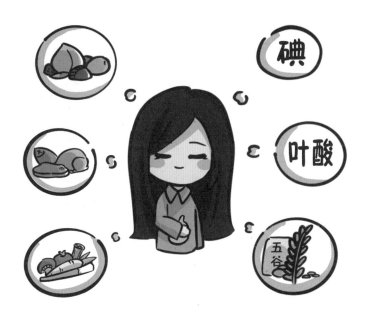

4. 复合维生素制剂如何选择？

常用的复合维生素制剂除斯利安为单纯 0.4 mg 叶酸片外，爱乐维、玛特纳、福施福、善存等都为含叶酸的复合维生素片，均含有 12 种维生素，但每种维生素剂量存在一定差别，如爱乐维叶酸含量为 0.8 mg，玛特纳叶酸含量为 1 mg，善存和福施福含 0.4 mg 叶酸；在矿物质和微量元素方面，差别较大，爱乐维含 7 种矿物质，玛特纳 10 种，善存 17 种，均含有钙、铁、锌、铜、镁、锰，且剂量也存在一定差异，玛特纳和善存内含 150 μg 碘。

在沿海及低洼等不缺碘的地区，正常孕妇无需刻意补碘，在乏碘地区以及严重缺碘的孕妇需要孕 3 个月内适量补碘，补碘过量可能造成孕妇甲状腺功能亢进，损伤胎儿甲状腺功能，建议需要补碘或需要控制碘摄入的人群注意补充复合维生素。

总之，建议女性在备孕及整个孕期在医生指导下合理补充维生素和微量元素，为新生儿的健康成长打下良好基础，从而达到优生优育的目的。

三、辅酶 Q_{10}

1. 什么是辅酶 Q_{10}？

辅酶 Q_{10} 是一种脂溶性抗氧化剂，主要在线粒体内膜上，其抗氧化能力是维生素 E 的 50 倍。能够抵御细菌和自由基对机体的损伤，促进细胞生长和自我修复；还可以清除自由基、抗细胞凋亡、稳定细胞膜、减少氧化应激、提高机体免疫力等。

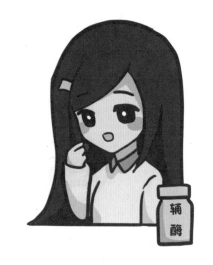

2. 辅酶 Q_{10} 对备孕女性有什么作用？

线粒体功能与卵巢储备存在相关性。年龄增长带来的不止是卵巢功能下降，还可能带来卵泡中线粒体功能障碍、卵母细胞线粒体变异、卵母细胞异常减数分裂及异常染色体分离等情况。卵泡不好，就长不出好卵子，没有好卵子，自然就生不出"好娃"。补充辅酶 Q_{10}，可以在一定程度上改善高龄引起的卵巢功能下降，对自然受孕和试管移植成功率的提升都有帮助。

3. 男性需要补充辅酶 Q_{10} 吗?

细胞内的氧化应激,会使精子内活性氧水平提高、线粒体膜电位下降,引起精子膜脂质过氧化反应、精子 DNA 的易损性及精子线粒体数量减少,对精子数量、浓度、活力和形态产生负面影响。氧化造成的精子 DNA 损伤,会导致受精率降低、流产率增加。目前已有数据证明,给不育症患者口服辅酶 Q_{10} 剂量 200 mg/日,辅助治疗 3 个月,可显著改善男性精子数量、进行性活力和精子 DNA 碎片率。

4. 如何补充辅酶 Q_{10}?

人体合成辅酶 Q_{10} 主要集中在肝、心、肾、肾上腺等组织,含量在 20 岁左右达到高峰,25 岁以后合成能力逐步下降,以后随着年龄的增长,各组织器官中辅酶 Q_{10} 含量逐步减少。

动物内脏(心、肝、肾脏)、牛肉、猪肉、大豆、花生、西蓝花、草莓等都含有辅酶 Q_{10},但人体对辅酶 Q_{10} 的转化吸收量很少,据估算,每天摄入的辅酶 Q_{10} 大约只有 2 ~ 5 mg。

对于备孕人群来说,还是很有必要补充一定量的辅酶 Q_{10} 营养剂。推荐服用量为每日 30 ~ 50 mg,餐后半个小时服用效果最好。

四、中药

1. 为什么要中药调理?

《景岳全书》记载:"求子者必先求母——欲为子嗣之谋,而不先谋基址,非计得也。" 中医认为,母体的体质与优生至关重要。中医备孕,即通过中药来调节女性的体质,达到体内阴阳平衡、气血旺盛、五行平和的最佳孕育状态。

2. 哪些人需要中药调理?

(1)既往有生殖系统疾病的女性。常见的有月经失调,如月经推迟、月经提前、月经量少、经期延长、痛经等,有多囊卵巢综合征的排卵障碍、卵巢储备不足、黄体不健等内分泌异常,还有子宫肌瘤、子宫腺肌病、卵巢巧克力囊肿等器质性疾病,还有反复发作的阴道炎、盆腔炎等炎症性疾病等。

(2)年龄偏大的女性。女性年龄大于 35 岁怀孕,医学上称为"高龄妊娠"。女性生育能力最强的年龄在 20 ~ 29 岁,30 岁以后生育力逐步下滑,35 岁以后迅速下降,一方面怀孕概率较低,另一方面其发生妊娠糖尿病、妊娠期高血压、

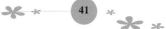

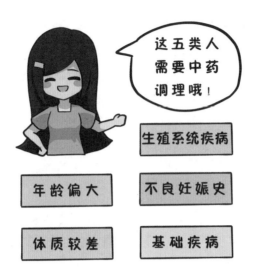

早产等风险也增高，所以超过 30 岁的女性可以尝试中药调理备孕。

（3）有不良妊娠史的女性。流产的原因有很多，可能是因为外力作用或者受外部的不良环境而影响，也有可能是母体存在妇科疾病、内分泌失调等，可以通过中医中药整体调理的，从而有效降低再次流产的概率。

（4）体质较差的女性。平时体弱多病、抵抗力差、容易感冒的女性，容易在孕期感染疾病，影响胎儿发育，可以通过中医调理身体，增强免疫功能而备孕、助孕。还有部分曾经有多次手术史、宫腔操作史，或生过大病重病、有大出血等经历的女性，中医认为金刃所伤，耗气伤血，容易导致元气大伤、气血不足、脏腑亏虚，故建议在备孕前最好先调理好身体，通俗地说，就是"种田和养田相结合"，中药的调理，就是养好土壤，为未来"种子"做好充分的准备。

（5）有基础疾病的女性。本身就有慢性病或其他疾病，如荨麻疹、异位性皮炎、过敏性鼻炎、慢性咽炎、慢性咳嗽、痔疮、牙病等，最好事先专科治疗，结合中药调理后备孕。

3. 什么时候开始中药调理？

建议在备孕的半年至一年之间开始中药调理较好，一般 3 个月经周期为一个疗程。如果平时有月经失调的女性，最好调理到月经较为规律后再备孕，并促进优质的卵子发育，以提高妊娠率。

4. 如何进行中药调理？

（1）体质调理

中医的"治未病"是中医体质调理的特色之一，优势在于调整人体的亚健康状态，改善及优化体质。孕前进行体质调理，由亚健康状态转化为健康状态，才能在怀孕时给予宝宝最有利的生长环境。中医通过对体质的辨识，用中药、针灸、理疗等方法，达到补气、健脾、益肾、滋阴养血、温经散寒、活血化瘀、祛湿化痰等效果，为备孕打好基础。

（2）月经周期调理

行经期：行经第 1 ~ 7 天，此期子宫泄而不藏，排出经血。既是本次月经的结束，又是新周期开始的标志，呈现"重阳转阴"的特征。治疗要活血调经，因势利导，有利于经血排出，代表方药选用五味调经散。

经后期：指月经干净后至经间期前，为周期的第 8 ~ 14 天，此期血海空虚渐复，呈现阴长的动态变化。治疗着重补益肝肾，滋阴养血，促进卵泡发育成熟和子宫内膜修复，代表方药选用归芍地黄汤。

经间期：指月经周期第 15 ~ 17 天，也称氤氲期，即排卵期。在正常月经周期中，此期正值两次月经中间，故称之为经间期。经间期是重阴转阳、重阴必阳之际，必阳的结果正是排卵的时候。治疗着重滋阴助阳，兼调气血，以促排卵，代表方药选用补肾促排卵汤。

经前期：指月经周期第 18 ~ 30 天。此期阴阳俱盛，以备种子育胎；如种子未成，后逐渐阳长阴消，重阳必阴。若已受孕，月经停闭，精血下聚胞宫，以养胎元；如未受孕，则去旧生新，血海由满而溢泻，成为下一次月经。治疗着重补肾助阳，维持黄体功能，代表方药选用补肾助孕汤。

中医妇科的调周疗法是国医大师夏桂成教授在古方的基础上提出的调经新法，疗效显著，深受女性朋友们的青睐。中医中药到底如何精准辨证调经种子呢？那还是要请教中医妇科专家哦！

（周维叶、陈雯玥）

备孕期不能吃什么呢？

　　相信很多备孕的准妈妈都知道备孕期饮食应当注重均衡营养，要避免食用不良食物，那么备孕期哪些食物不能吃呢？

　　《红楼梦》里所描绘的人物王熙凤每日服用燕窝、人参等补品，却遭遇小产，这是为什么呢？《女科经纶》指出"浓郁之味，不能生精"，我们从中细细品味就能悟出其中缘由。因此，备孕期的夫妻双方，在饮食方面不仅要重视合理膳食、均衡营养，还要注重饮食宜忌，规避不良食物和错误的烹调方式。

一、忌食辛辣寒凉、甘肥油腻食物

　　《济阳纲目》有"大冷大热，辛辣油腻等物，夫妇俱各宜戒……倘或不戒……其子他日胎毒惊风痘疹之证危而难治"，认识到孕前夫妇如果不戒除大冷大热、辛辣油腻等不良饮食，还可能导致婴幼儿胎毒、惊风、痘疹的发生。因此，夫妇在备孕期间饮食宜清淡，一定要注意尽量少吃辛辣寒凉、甘肥油腻食品，如：

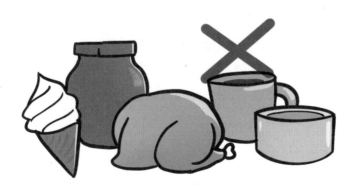

冰激凌、生鱼片、生肉生虾等寒凉之品，胡椒、辣椒、酒、咖啡等辛辣之品，炸鸡、烧烤等油腻之品等，过量食用，可以引起消化功能紊乱，如胃部不适、消化不良、便秘、腹泻等，甚至发生痔疮，从而影响生殖受孕能力。研究发现，咖啡因在一定程度上，能改变女性体内雌、孕激素的比例，同时还会间接抑制受精卵在子宫内的着床和发育。酒中含有大量乙醇，饮用不当容易造成血管痉挛、女性的卵子变异，导致难以生育。如果女性在孕期饮酒的话，宝宝会出现反应迟钝、智力低下等。为了未来宝宝的健康，准妈妈在备孕期间一定要远离酒精类饮品。备孕期间，准妈妈们也要特别注意，尽量避免吃高糖甘甜食物，以免引起糖代谢紊乱，甚至成为潜在的糖尿病患者。

二、忌食腌制防腐食物

腌制食品中含有大量的亚硝酸盐、苯丙芘等，对身体不利，准妈妈们一定要注意少吃或不吃。经过研究发现，在怀孕期间吃这些腌制食品，会出现流产、早产等情况，甚至还会造成胎儿畸形。罐头食品在生产过程中通常都会加入大量的添加剂，如人工合成色素、香精、防腐剂等，经常食用不利于健康，且罐头食品营养价值不高，经高温处理后，食物中的维生素和其他营养成分受到破坏，经常食用会影响胃肠道对营养的吸收。因此罐头食品同样是女性在备孕期间需要忌口的。

三、忌食烹调不当食物

《混俗颐生录》提出"咸多伤筋……甘伤胃，辛伤目，苦伤心"。过度使用调味品，如味精过多，会影响锌的吸收，不利于胎儿神经系统发育；烧焦的食物含有一种叫苯并芘的物质，具有致癌作用；没有煮熟的豆类、马铃薯类食物具有毒性；生食肉类更是容易滋生细菌和寄生虫，对身体健康产生巨大危害。因此，掌握正确的烹调方式，养成清淡的饮食习惯，对保证备孕期女性饮食健康，具有锦上添花的作用。

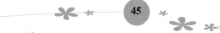

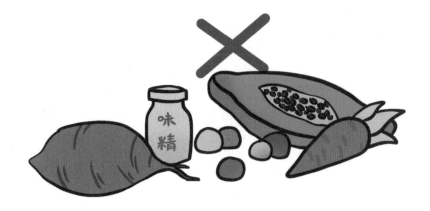

四、其他

忌食含避孕功效的食物：妇女过多食用胡萝卜会引起闭经；过食木瓜，其含有的木瓜蛋白酶与女性体内的孕酮相互作用，有避孕效果；薏仁会抑制受精卵的成长，因此备孕期女性不宜过多食用。备孕期也不宜盲目服用"补品"，大量服用人参、燕窝等盲目"助孕"，也是不科学的，因为不根据自身体质盲目进补，有可能造成气盛阴耗、阴阳失调，更不利于成功受孕。

（陈雯玥）

备孕期的环境有什么要求？

提到备孕，我们首先想到的是饮食和孕前检查等方面，而很多人往往忽略了我们每天赖以生存的环境，其实，怀孕就像种庄稼，种子自然就是女性卵子和男性精子的集合体，而种子的生根发芽、开花结果却离不开良好环境的滋养。因此，环境对于孕育有很大的影响。正如《景岳全书·妇人规·子嗣类》说："惟天日晴朗，光风霁月，时和气爽及情思安宁、精神闲裕之况……于斯得子，非惟少疾，而必且聪慧贤明。"由此可知，想要顺利怀孕并生下一个健康聪慧的宝宝，一个舒适安静的生活环境是极其重要的。

一、适环境，避六淫

《幼幼集成·护胎》中说："胎婴在腹，与母同呼吸、共安危，而母之饥饱劳逸、喜怒忧惊、食饮寒温、起居慎肆，莫不相为休戚。"由此可见，女性的生活环境与胎儿密切相关。

1. 工作生活中如容易接触到汞、铅、苯、有机溶剂等重金属的夫妻，最好在备孕前至少三个月远离这些环境。这些重金属等会影响精子的生成和卵子的发育，还会增加孕后流产和死胎的发生率。

2. 工作生活中如容易接触到电离辐射和放射性物质的夫妻，也应暂时离开这些环境，电离辐射和放射性物质都会对胎儿有严重伤害，可能造成胎儿畸形、死胎等。

3. 长期处于高温、高噪声的环境中，会影响精子和卵子的生成和活力，也会对胎儿的生长发育产生不利影响。

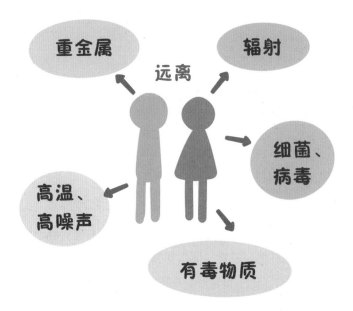

4. 工作生活中经常接触细菌、病毒等的女性，需加强自身卫生防范，以免被细菌、病毒侵害，影响受孕。

5. 对从事有毒、有害特殊工种职业的女性，在备孕前就应提前调离接触有毒有害物质的岗位，让有毒物质从体内充分代谢出去。因怀孕最初 3 个月，是胎儿神经系统发育的关键时期，对于已孕的女性，更应尽量避免接触有毒有害物质。

二、畅情志，勿恐慌

中医有云："药养不如食养，食养不如精养，精养不如神养。"而所谓的神养是指精神调养。月有阴晴圆缺，人有悲欢离合，每个人都会有情绪变化，而情绪的好坏也决定着身体健康的状态，好的情绪容易抵御外邪，而情绪不好、精神不佳的人更容易受到外邪的侵袭。因此，安静和顺、神清气爽、胸怀开阔、从容温和的状态是适宜备孕的。反之，则不利于受孕，正如《广嗣纪要·协期篇》所说："神力劳倦，愁闷恐惧，悲忧思怒，疾病走移……若此时受胎，母子难保 。"

备孕期女方要保持精神饱满、心情愉快、心态平和的良好心境，男方也要保持积极乐观的心态，才能克服孕前的种种困难，营造互相理解的生活氛围，为将来宝宝的孕育提供良好的精神家园。

三、慎起居，常通风

1. 居家环境整洁：备孕期应居住在整齐清洁、舒适、优美、静雅的环境中，以保持心情舒畅，气机调和，有利于受孕。

2. 日常起居安全：远离污染，如远离新房、新家具，适寒温，慎起居，勿登高，勿临渊，勿越险，勿负重。正所谓：虚邪贼风，避之有时。居室空气清新，冷热适宜，多晒太阳，少受寒凉，避外邪，不可当风坐卧，以免外邪侵袭，如卫表不固，受之风寒，则遍身疼痛。

3. 居室中色彩搭配：色彩会对人的心理产生明显的暗示作用，所以，可以根据准妈妈喜欢的颜色来装饰居室，以此保证准妈妈的心情舒畅，以情胜情。

4. 居室中声音要求：应远离噪声，要求居室环境安谧宁静，给人以美的享受，使人产生遐想，孕前、孕期多听轻快悦耳的音乐，减少胎儿躁动，有利于胎儿生长发育，即外象而内感。

5. 做好通风措施：居室的光照、温度和湿度都需要调节好，日常勤通风，保持清爽和干燥，50% 的空气湿度是最适合准妈妈和胎儿的。

古人有云："男精壮而女经调，有子之道也。"父母的孕育土壤调整好了，胎儿定能健康地成长。

（陈雯玥）

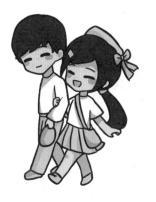
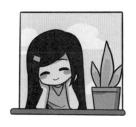

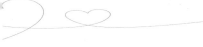

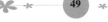

备孕期的衣着被褥

一、女性衣着

1. 保暖性

不管是冬季还是夏季，女性都应做好重点部位的保暖措施，比如说肩颈、腰腹、脚踝等部位，这些部位脂肪层较薄，寒气容易侵入，引起女性气血瘀滞，影响血液循环，导致痛经甚至闭经的发生。

2. 舒适性

很多女性为了体现身体的曲线，倾向于选择紧身的衣物，但是这些衣服往往做不到美观与舒适兼容，透气性和宽松度较差。龚廷贤在《寿世保元》中说："衣薄绵轻葛，不宜华丽粗重。"清代养生家曹慈山在《老老恒言》中也指出："惟长短宽窄，期于适体。"

衣物选择方面建议轻松、宽大、舒适，不要紧束胸部，以免影响气血运行。尤其需要注意内裤的选择，穿着棉质内裤可以保持私处的干燥透气，且应经常沐浴更换，以保证外阴部清洁，以免引发阴道和尿路感染。

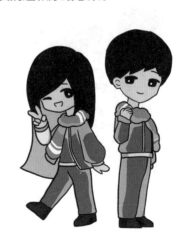

此外，选择一双合脚的软质平跟鞋。长时间穿高鞋跟会使身体倾斜，与地面形成的角度减少，骨盆也会随之倾斜，容易造成骨盆腔位移，引起子宫位置过度倾斜，增加不孕的机会。

备孕期间合理着装，应尽量做到宽松、大方、保暖、整洁，千万别再"要风度不要温度"了。

二、男性衣着

精子最怕的就是高温环境，睾丸的正常生精温度在 35℃左右，衣物不透气或过于贴身会导致局部温度升高，影响精子的生成、质量和活力，还会压迫生殖器官，影响睾丸的正常发育。所以，男性尽量不要选择紧身牛仔裤等衣物，以宽松舒适为主。

三、卧具

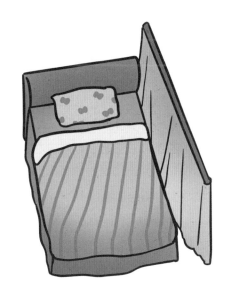

床：孕妇适宜睡木板床，铺上较厚的棉垫，软硬度要适中，避免因床板过硬，缺乏对身体的缓冲力，从而转侧过频，多梦易醒。

枕：以9厘米（平肩）高为宜。枕头过高会迫使颈部前屈而压迫颈动脉。颈动脉是大脑供血的通路，受阻时会使大脑血流量降低而引起脑缺血缺氧。

被：理想的被褥是全棉布包裹棉絮。《老老恒言·被》中反复强调，被应"使暖气不散"即可。另外不宜使用化纤混纺织物作为被套及床单。因为化纤布容易刺激皮肤，引起过敏瘙痒。

帐：蚊帐的作用不止于避蚊防风，还可吸附空间飘落的尘埃，以过滤空气。使用蚊帐有利于安然入眠，并使睡眠加深。

（陈雯玥）

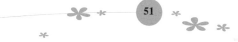

备孕期哪些药不能用？

俗话说"是药三分毒"，备孕期药物对胎儿的影响是巨大的。很多药物都能直接通过胎盘进入胎体，而孕早期是胚胎组织器官分化、形成的重要时期，也是胎儿致畸敏感期，这一时期若用药不当，极有可能造成胎儿畸形，因此备孕中的准爸准妈们非常有必要了解备孕期的用药禁忌。

一、备孕期中药禁忌

1. 活血破气类：桃仁、红花、三棱、水蛭等，因"活血"可使血液循环加速，迫血妄行，引起孕后阴道出血而流产。

2. 滑利攻下类：滑石、甘遂、大戟、芫花等，此类药物多具通利小便、泻下通腑的作用，有伤阴耗气之弊。阴伤则胎失所养，耗气则胎失固摄，通下药物易引起堕胎滑胎。

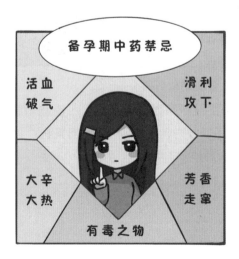

3. 大辛大热类：附子、肉桂、川乌、草乌等，这些药物辛热温燥，辛热走窜，迫血妄行，燥能伤津，耗伤阴液，且多有不同程度的毒性，有碍胎堕胎之弊。

4. 芳香走窜类：麝香、草果、丁香等，多辛温香燥，芳香走窜，疏通气机过度，气行则血行，以迫胚胎下堕。

5. 有毒之品：水银、朱砂之类，有直接伤害母胎的危险。

因此，在备孕期服药最好向医生详细咨询，谨慎用药！如果在不知怀孕的情况下服了药，先不要急着终止妊娠，因为在怀孕期间也有相对服药安全期（在怀孕的前3周胚胎未形成以前，危险相对较小），且有些药物对胚胎的影响非常小。这时你需要做的是，将用药情况详细告知医生，医生可以根据用药的种类和性质、用药时胚胎发育的阶段、药物用量多少以及疗程的长短等，来综合分析是否有终止妊娠的必要。简而言之，备孕期服药当谨慎！

二、备孕期西药禁忌

1. 引起染色体损害的药物：如奋乃静、氯丙嗪和致幻药（LSD）等。

2. 对细胞有毒副作用的药物：如硫唑嘌呤、环磷酰胺。

3. 麻醉性气体：可能使早产、自发性流产及先天性畸形增多。

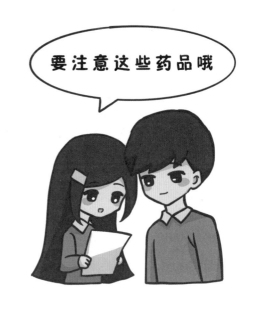

4. 麻疹、风疹、腮腺炎疫苗：目前在国内没有单独的风疹疫苗，注射二联或者三联疫苗后，要在接种3个月后备孕。因为减毒活疫苗中的病毒具有一定活性，接种后大约需要3个月的时间活病毒才能完全从人体清除，因此注射风疹疫苗后3个月内不宜怀孕。

5. 口服异维A酸类祛痘药：包括口服制剂异维A酸胶囊（曾用名"异维甲酸"），以及外用制剂维A酸（曾用名"维甲酸"）、异维A酸。该类药有明确致畸作用，可导致胎儿自然流产或者新生儿先天性缺陷。一般服药后 3 个月内不能怀孕。外涂维 A 酸、异维 A 酸药膏时，停药的时间可以稍微短些，但也需要停药 1 个月以后才可以考虑怀孕。

6. 利巴韦林：是一种呼吸道抗病毒药，备孕女性及怀孕 6 个月以内的孕妈妈禁用。使用利巴韦林治疗的男性患者的女性伴侣也应在 6 个月内避免怀孕。使用利巴韦林治疗的女性患者在服药期间及停药 9 个月内不能怀孕。

7. 长效避孕药：最好在停服避孕药半年后再准备怀孕。

8. 其他药物：如果女性长期服用激素、抗生素、抗癌药、止吐药、治疗精神疾病等药物，会对生殖细胞产生影响，尤其是在卵泡初期到成熟的 14 周内。长期服药后切忌马上怀孕，如因治疗某些疾病需要服药，在怀孕前最好向医生咨询。

（陈雯玥）

备孕期前后能打疫苗吗？

为了提高自身免疫力，预防传染性疾病，越来越多的人选择接种疫苗，随着国内疫苗接种率不断升高，经常遇到备孕妈妈来咨询，备孕期能打疫苗吗？打了疫苗后，发现自己怀孕了，宝宝能不能要？后面的疫苗还要不要继续打？

一、 中医对疫苗的认识

中国最早详细记载人痘接种的资料出自明代《三冈识略》"安庆张氏传种痘法，云已三世。其法，先收稀痘浆，贮小磁瓶，遇欲种者，录小儿生辰，焚香置几上，随将黄豆一粒，傅以药，按方位埋土中，取所贮浆染衣，衣小儿。黄豆三日萌芽，小儿头痛发热。五日豆长，儿痘亦发。十日而萎，儿痘随愈。自言必验。夫痘疹事关先天，生死预定，乃欲以人工夺之，亦巧矣哉。"这个接种方法，和我们现在的疫苗思路非常接近。其描述录生辰、焚香及黄豆发芽，其实最核心的是"取所贮浆染衣，衣小儿"，就是让小孩子接触感染病毒，开创了人工免疫的先河。

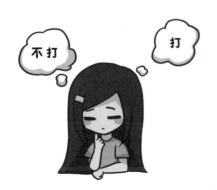

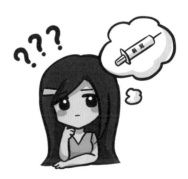

在中医看来，疫苗属于病邪的范畴。一般人若正气存内，即使少量的邪气入体，亦能产生有效抵抗，即免疫力，这就是免疫学的意义。

疫苗属于阴寒之毒，虽已经灭活，但其性质未变。阳气充足之人被注射疫苗后，正气奋起抵抗，与邪气相搏，欲祛邪外出，表现为发烧、头痛、咳嗽等，这是正气抵抗邪气的必然反应；若平素阳气不足之人注射疫苗后，则可能损伤阳气，可表现为面㿠白，精神萎靡，四肢不温，或腹痛、呕吐、腹泻等，严重者更可出现寒热交作，甚或痉挛抽搐等症状。当然这种不良反应的发生率是极低的。

二、不同种类的疫苗对孕妇影响如何？

一般疫苗分为灭活疫苗和减毒活疫苗。

灭活疫苗，就是将杀死的微生物经人工制成的疫苗，这种疫苗已失去毒力，但仍保持其免疫原性，一般对孕妇和胎儿比较安全，不会造成胎儿感染。减毒活疫苗，是把活的、有繁殖能力的微生物通过物理或化学的方法减毒，但保留其免疫原性。常见的减毒活疫苗有麻疹、腮腺炎、乙型脑炎、脊髓灰质炎、狂犬病减毒活疫苗等，但是孕妇注射减毒活疫苗等于感染了活微生物，有可能通过胎盘进入胎儿体内，对胎儿产生影响。因此，世界卫生组织不建议孕妇接种减毒活疫苗，但可以接种灭活疫苗。

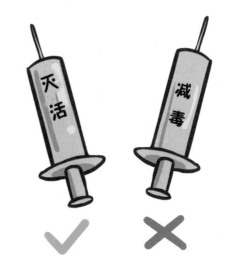

三、备孕期前后，能打疫苗吗？

1. 新冠疫苗

新冠疫苗即新型冠状病毒疫苗。在疫情流行期间，建议无相关禁忌证的育龄夫妇孕前接种新冠疫苗，尤其对于有高暴露风险的育龄人群，但暂不建议已明确妊娠的妇女接种疫苗。

备孕期：国家卫生健康委 2021 年 4 月发布的《新冠病毒疫苗接种技术指南（第一版）》指出，对于有备孕计划的女性，不必因接种新冠病毒疫苗而延迟怀孕计划。正在备孕的女性可以按计划接种新冠疫苗，生理期也可正常接种，也就是说，在怀孕前是可以正常接种疫苗的。

妊娠期：目前妊娠期被列为新冠病毒疫苗接种禁忌，所以，为避免在接种过程中因怀孕而终止接种程序，建议在接种期间还是采取有效的避孕措施为好，待接种程序完成后再恢复备孕。如果发现怀孕了，还能打新冠疫苗吗？目前缺乏妊娠期接种新冠病毒疫苗的大数据，通过对有限数据的研究，临床并不能确切判断接种新冠疫苗后对孕妇和胎儿的影响，怀孕后接种了第一针新冠疫苗，孕妇可先暂缓接种第二针疫苗，并且进行临床观察，如果发现胎儿出现生长发育异常的情况，可咨询医生后进行处理。所以我们建议孕妈在怀孕期间不要接种新冠病毒疫苗。

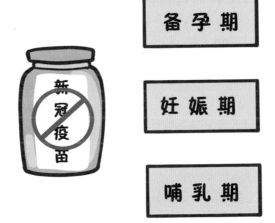

哺乳期：哺乳期不是疫苗接种的禁忌证，由于目前仍不清楚哺乳期女性接种新冠病毒疫苗后对女性本身和哺乳婴幼儿的影响，目前建议有新冠病毒感染高风险的哺乳期女性接种疫苗，且哺乳期女性接种新冠疫苗后也可继续母乳喂养。如果您不能确定是否需要接种，可以结合当时情况咨询相关专家。

2.HPV 疫苗

正常来说，如果接种完成三针宫颈 HPV 疫苗，最好于接种后三个月后或者半年后再怀孕。因为 HPV 疫苗属于抗原，与病毒几乎相似，人体接种 HPV 疫苗后，会在体内持续一段时间才产生效果，也就是说有一定的免疫过程。而接种后过早怀孕，免疫抗体尚未产生，也许会对胎儿有一定的影响，这仅仅只是为了规避风险，所以最好等到半年后怀孕最保险。万一在接种过程中发现妊娠，应该立即暂停接种，但不必终止妊娠。哺乳期女性不建议接种 HPV 疫苗。

3. 其他疫苗

在怀孕前，按免疫程序完成常规的疫苗接种，主要有麻腮风、水痘、甲肝、乙肝、乙脑、白破疫苗等，这将有助于保护成人和胎儿。

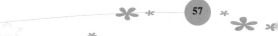

麻腮风、水痘等减毒活疫苗：要在怀孕前一个月或更长时间前接种。

百白破疫苗：在整个孕期都可以接种。如需要建议选择在妊娠 27～36 周之间接种。

风疹疫苗：在怀孕之前接种，孕期不建议接种。

流感疫苗：怀孕 3 个月以内的孕妇不宜接种。怀孕 3 个月以上的孕妇应根据医嘱，慎重接种。

乙肝疫苗：是一种减毒活疫苗。国内外大多数文献报道，在妊娠期接种乙肝疫苗是安全的，但也有特殊情况，我国曾有接种乙肝疫苗导致早期妊娠流产的报道，因此在妊娠期间不建议接种。

四、接种后才发现怀孕，孩子能要吗？

怀孕人群暂时不建议接种疫苗。如果接种后发现自己怀孕了，也不要恐慌。我国疾控中心建议：注射疫苗后发现怀孕，下一针不建议继续注射，剩余剂次推迟到分娩后接种，不需要采取特别措施，不需要因此而终止妊娠，按照要求定期产检，如期进行胎儿排畸检查即可。

中医强调"正气存内，邪不可干"，提高人体的正气，增强自身的免疫功能，是抵御病毒这类外邪入侵的内因，预防接种既能给予人体抗邪的武器，又能调动人体自身的抗病潜能，是保证备孕期女性健康和生命安全的有效措施。如果您在备孕期，还是要积极而慎重考虑预防接种哦！

（陈雯玥、韩月、柳静）

备孕期HPV阳性了怎么办？

　　随着医疗技术的发展和宫颈癌筛查的普及，相信各位准妈妈们对人乳头瘤病毒（HPV）并不陌生，若是备孕期间感染了HPV，我们该怎么办呢？是先祛除病毒还是先生育？是否需要治疗？怎样治疗？……准妈妈们，你们是否也有这样的困扰呢？其实感染HPV病毒并不可怕，只要规范筛查及治疗，大多都可以转阴的，且并不影响生育，所以千万不要被它吓着哦。接下来请跟随我们一起了解一下宫颈HPV感染吧，让我们在HPV狙击战中大获全胜！

一、HPV是什么？有什么危害呢？

　　HPV是一种环形双链DNA病毒，属乳头瘤病毒科，具有种属特异性的嗜上皮性和高度特异宿主亲和力。人类是HPV的唯一宿主，可感染人体多个部位的皮肤和黏膜而产生病变。目前，已经发现的HPV分型超过200种，根据其致癌潜力，将HPV分为高危型和低危型，并不是所有的HPV感染都可以引起宫颈病变、宫颈癌。研究显示，高危型HPV持续感染与宫颈癌密切相关，而低危型HPV感染主要引起

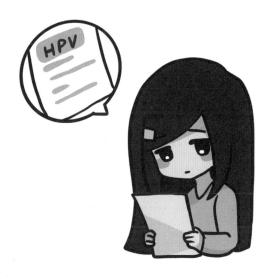

生殖器疣。此外，HPV 感染后约 90% 可以自然清除，仅 10% 转变为持续感染。因此，若是早发现、早治疗 HPV 感染的话，宫颈癌也是可预防的。

二、感染了高危型 HPV 病毒，备孕会有影响吗？

1. 高危型 HPV 感染处理流程

（1）HPV16/18 阳性

对 HPV16/18 感染的非孕期女性，我们建议直接做阴道镜检查或宫颈活检，若阴道镜检查或宫颈活检结果无异常，可以继续备孕，12 个月后复查 HPV，若复查仍有 HPV16/18 感染，尚未怀孕，建议再次行阴道镜检查及宫颈活检，证实无宫颈病变者，6 个月后再进行复查，期间可正常备孕。若随访过程中怀孕了，则参照孕期的处理流程。

（2）非 HPV16/18 高危型 HPV 阳性

对非 HPV16/18 高危型 HPV 阳性的非孕期女性，根据宫颈细胞学（TCT）结果进行分流：① TCT 提示无明确诊断意义的不典型鳞状细胞（ASC-US）及以上病变，需要做阴道镜。② 若 TCT 正常，12 个月后再进行检测。12 个月后复查结果如显示其他 12 种高危型 HPV 亚型阳性，按照前述流程予以分流；如阴道镜检查阴性或宫颈细胞学正常，可 6 个月后随访，随访期间可正常备孕，若随访过程中怀孕了，则参照孕期的处理流程。

若持续性高危型 HPV 感染、宫颈活检组织病理学诊断为低级别鳞状上皮内病变（LSIL）持续 2 年者，可以继续随访或积极治疗，治疗方案主要为：宫颈冷刀锥切术和宫颈环形电切术（LEEP）。若宫颈活检组织病理学诊断为高级别

HPV 16/18

非 HPV 16/18
高危型

鳞状上皮内病变（HSIL）的非妊娠女性，推荐行宫颈锥形切除术。

2. 感染了HPV还可以有性生活吗？

答案是可以的。理论上HPV确实有可能出现交叉反复感染，但因男性外生殖器的外露特性，它处于干燥状态，病毒不易在男性生殖器长期停留，或者大量繁殖，大多为一过性感染，且大部分HPV感染可以自身清除，所以，准妈妈们不用过于担心，尽量做好同房前后的清洁工作，并提高自身免疫力，也有一定的保护作用。

3. HPV感染后备孕会有影响吗？

目前，没有文献及研究证实HPV感染会影响胎儿的生长发育，但是，在备孕过程中，我们需严密随访，以免HPV持续感染引起宫颈病变。

4. 宫颈HPV感染后我们还能做些什么呢？需要吃药或者积极治疗吗？

宫颈HPV感染尚无特效的治疗药物，目前临床治疗多为阴道局部用药，但对备孕女性并不推荐使用。接种人乳头瘤病毒疫苗是当前预防HPV感染的有效方法，也是防控HPV感染相关疾病的一级预防措施，但是妊娠期女性接种HPV疫苗的研究数据有限，是否会导致不良妊娠结局尚无定论，因此，备孕阶段及孕前均不推荐接种HPV疫苗。

三、 中医有抗HPV方法吗？

难道我们真的拿HPV感染一点儿办法也没有了吗？其实不然，中医干预有两大绝招，即"治未病"和"调体质"，对HPV感染有一定疗效。中医学认为

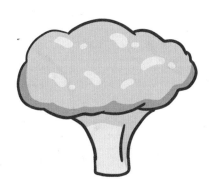

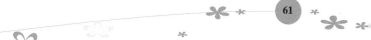

"阴平阳秘，精神乃治"，体虚之人，因阴阳失衡，正气亏虚，外邪入侵时，正气不能驱邪外出，才导致病毒持续感染。因此基于中医学"治未病"思想及中医体质学说，针对准妈妈的体质进行干预，可有效控制 HPV 感染，提高生活质量及生育能力，到达"阴平阳秘"的最佳生育状态。

"治未病"的概念最早出现于《黄帝内经》。《素问·四气调神大论》："圣人不治已病治未病，不治已乱治未乱，此之谓也。夫病已成而后药之，乱已成而后治之，譬犹渴而穿井，斗而铸锥，不亦晚乎？"这段话通过类比的方法形象地说明了治未病的重要性。"治未病"主要包括以下三个方面：一是未病先防；二是既病防变，即在发病之初，早期诊断和早期治疗；三是防止疾病的复发，积极治疗后遗症。

中医体质学说是以中医理论为指导，研究人的不同体质，并以此分析生命的延续、疾病的反应状态、病变的性质和发展趋向，指导预防和治疗的学说。体质是人体生命过程中，在先天禀赋和后天获得的基础上所形成的形态结构、生理功能和心理状态方面综合的、相对稳定的固有特质。《灵枢·百病始生篇》云："风雨寒热，不得虚，邪不能独伤人，猝然逢疾风暴雨而不病者，盖无虚，

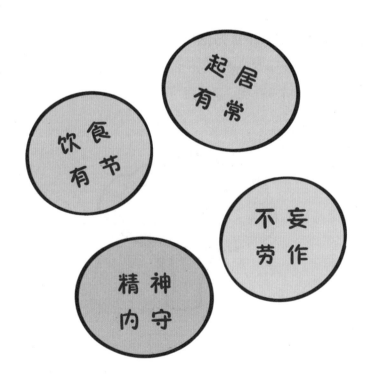

故邪不能独伤人，此必因虚邪之风，与其身形，两虚相得，乃客其形。"强调体内正气盛则疾病无从诱发，邪气伤人的根本原因是人体正气亏虚，说明体质决定了是否发病。同时，体质又受后天因素影响，在个体体质的形成过程中，生活条件、饮食结构、地理环境、季节变迁等对体质均产生一定的影响，体质具有可调节性，故可通过调整饮食、起居、情志、药物等手段改善偏颇体质。

宫颈 HPV 持续性感染，中医学无对应的病名，但根据其带下异常、接触性出血等临床表现，多归于"带下病"范畴。清代名医傅青主指出："带下俱是湿症。而以带名者，因带脉不能约束而有此病。"《三因方》也指出带下为湿的理论，后世医家遇带下病也多从湿热论治，以清利湿热为主要治疗原则，佐以扶正。有效古方如"完带汤""易黄汤""四妙丸""止带方""龙胆泻肝汤"等等。

中医干预措施主要包括以下几个方面：① 饮食有节：平素饮食宜清淡，山药、扁豆、薏苡仁、冬瓜等性味甘寒的食物可清利化湿，不可过食动物内脏等甘肥厚味，少食辣椒、火锅、煎炸烧烤等辛温助热之品。② 起居有常：宜早睡早起，避免熬夜；居室宜保持干燥、通风良好，避免潮湿环境，衣着款式应宽松，材质天然、透气性好，如棉、麻等。③ 精神内守：宜稳定情绪，激动时应及时调整，尽量避免烦恼。④ 不妄劳作：平时当劳逸结合，不应过度疲劳，可参加八段锦、太极拳等柔和的养生运动，锻炼身体，增强体质，正气足则百病消。通过多种干预措施，调节机体异常体质，使其趋向"阴平阳秘"，正气强盛，进而清除 HPV 感染，真正达到"未病先防，既病防变"的目的。

准妈妈们，你们还觉得 HPV 很可怕吗？请拿起中医"治未病"这一利器，通过中医养生改善我们的体质吧，让 HPV 远离我们！

（洪丹丹）

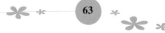

备孕期能美容、美发、美甲吗？

爱美之心人皆有之，爱美的姑娘们会经常去美容院做皮肤护理，但是在备孕期间，还能继续做美容吗？美发美甲还能做吗？让我们来看看染发、美甲、美容对备孕的影响。

一、染发对备孕的影响

1.影响卵子的质量

备孕期间染发很容易破坏免疫系统。当免疫功能下降后，身体各个器官组织机能也会随之减弱，尤其是生殖系统。因此，备孕期间染发很可能会影响卵子的质量，也会影响试管婴儿的成功率。

2.易造成胎儿畸形

备孕期间染发，就算是成功受孕了也会有胎儿畸形的风险。染发剂中含有大量的化学成分，当这些成分被胎儿吸收后，就有出现畸形的可能性。因此，在备孕、怀孕期间尽量不要染发，以免产生不良影响。

二、美甲对备孕的影响

指甲油中含有许多有毒的化学物质，它可以通过皮肤或呼吸系统进入人体，并且不容易排出。如果这些有毒物质长期存在，将会降低怀孕概率，也会影响试管婴儿的成功率。

指甲油通常是由这两种物质组成：一类是固态的，主要包括色素、闪光物质等；另一种是液体的溶剂，主要包括丙酮、乙酸乙酯、邻苯二甲酸酯、甲醛等

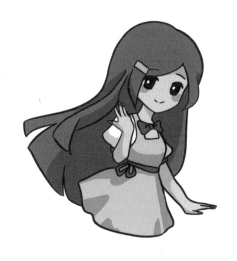

物质，这些物质虽然能够使指甲保持鲜亮的颜色，但往往有一定的毒性，尤其是邻苯二甲酸酯和甲醛。有研究发现，邻苯二甲酸酯是导致孕妇早产的风险因素之一，能影响胎儿和婴幼儿体内激素分泌，导致儿童性早熟，对生殖系统造成影响，并引发其他健康问题。此外，长期吸入甲醛还可引发鼻咽癌、喉头癌等严重疾病。

当然，如果已经做完美甲也不用慌，只要停止继续做就可以。而且切勿使用洗甲液去洗甲，因为洗甲液同样带有毒性！

三、备孕期谨慎使用以下化妆品

1.美白产品

美白产品往往含有汞、铅等成分，长期使用不利于人体健康，从而影响妊娠。在备孕期间的女性，不要使用美白产品，也不要随意更换护肤品牌，除了避免皮肤不适之外，还可以避免身体的变化。

2.口红

口红含有各种油脂、色素等成分。油脂会吸附空气中对人体有害的重金属微量元素，并随着唾液进入体内，埋下健康的隐患，因此备孕期女性不建议使用口红。

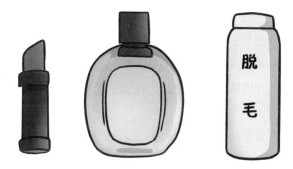

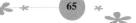

3. 香水

香水含有多种化学成分。在这些成分中，对怀孕影响最大的钛酸酯可通过皮肤进入人体，如果不及时排出，日后就容易被胎儿吸收，从而影响胎儿的生长发育，因此，备孕期女性特别是妊娠期女性不建议使用香水。

4. 脱毛剂

脱毛剂的化学成分会刺激皮肤，经常使用会引起皮肤红肿过敏，甚至发生皮疹。皮肤是人体的第一道防线，为了自身的健康，备孕期间的女性最好不要使用脱毛剂。

四、备孕期不能做的美容项目

1. 拒绝美容漂白，拒绝精油压点式按摩，还有足部的一些按摩疗法。

2. 一些美体坐浴等也要拒绝。因为坐浴会将全身的毛孔打开，促进血液循环，改变阴道的 pH 值，影响受孕。

3. 如果是脸部容易长痘的女性，一定要及时向医院皮肤科的医生进行咨询，不要擅自使用治疗型的护肤品和美容院线的产品。

五、备孕期不能做的微整形项目

现在随着微整形的普及，很多爱美的女性都开始通过微整形的方式让自己变得更美。在备孕期间的女性，千万不要去做微整形项目。如果打了除皱针、瘦脸针、瘦腿针，最好 6 个月后再怀孕；对于玻尿酸，如果已经怀孕了，建议不要再打。

六、中医美容有妙招

中医认为"肺主皮毛""心主神明，其华在面""脾主肌肉，其华在唇"，因此，中医美容特别重视内部调理，从调理脏腑入手，达到美容抗衰的目的。

1. 调理脾肺来美容，可以多吃这些食物

山药：山药具有健脾补气、固肾、补肺的功效，脾气足则肌丰肤润，因此古代医家认为常服山药可治疗皮肤干燥。《医学入门》记载其"补肺润皮毛，久服益颜色"，山药是补气、美容的不二之选。现代研究表明，山药能抗皮肤衰老，减少皮下脂肪沉积。

白术: 白术香气袭人，穿透力强，开毛窍，畅营卫，内服可以健脾益气，外用可以润肌肤，去黑气。《药性论》记载其"主面光悦，驻颜去斑"。现代研究表明，白术具有滋补强壮、增强免疫力及抗凝血等功效，久服可悦泽润色，延年益寿。

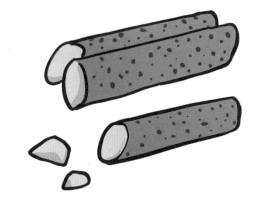

茯苓: 茯苓有"上品仙药"之称，美容作用历史悠久，内服有利水渗湿、健脾宁心的功效。古籍中认为久服茯苓能使肌肤润泽、延年耐老，茯苓外用时也有美白、养颜、祛斑的功效。

2. 美容药膳推荐

• 莲实美容羹

【做法】　莲子 30 克、芡实 30 克、薏仁米 50 克、桂圆肉 10 克、蜂蜜适量。先将莲子、芡实、薏仁米用清水浸泡 30 分钟，再将桂圆肉一同放入锅内，用文火煮至烂熟，加蜂蜜调味食用。

【功效】　莲子补脾安神，薏仁米、芡实为健脾利水之品，桂圆肉大补元气，煮粥同食，有补益脾胃、补气养颜的功效。

• 银耳樱桃羹

【做法】　水发银耳 50 克、樱桃 30 克、桂花和冰糖适量。先将冰糖放入锅中加水融化，加入银耳煮 1 小时左右，再加入樱桃、桂花煮沸后，随意食之。

【功效】　银耳滋阴润肺，樱桃补中益气，桂花温肺化痰。此羹有补气养血、嫩白皮肤、美容养颜的功效。

• 红豆百合粥

【做法】　用温水浸泡红豆 10 小时，同时用温水把干百合泡胀泡发，然后将所有食材放入电饭煲中煮 40 分钟，最后加入冰糖调味食用。

【功效】　养阴润肺、利水消肿。

3. 美容穴位按摩

古代养颜达人用玉滚子来按摩脸部、颈部，其实与我们现代的按摩推拿是相通的。所以，我们可以通过按摩穴位来达到美容养颜的效果。

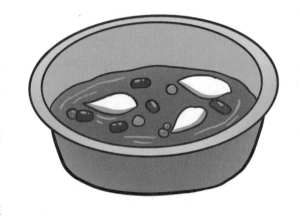

养老穴：按摩养老穴可以起到疏通经络、聪耳明目、养颜美容的作用，有效改善面部色斑、皱纹和肤色。

【位置】 前臂伸侧，腕横纹往上一寸左右的尺骨头桡侧凹陷处。

迎香穴：按摩迎香穴可以增强面部的血液循环，通调经络，滋润五官，养颜润肤。

【位置】 鼻翼旁边的凹陷处。

四白穴：按摩四白穴可健脾益气，祛湿消肿，可改善眼袋和黑眼圈。

【位置】 瞳孔中线下一寸左右。

攒竹穴：按摩攒竹穴可以促进眼部微循环，增加眼部肌肤的含氧量和吸收力，祛除眉眼周边皱纹，疏通人体气血。

【位置】 眉头下方凹陷处。

4. 耳穴刺激

耳穴，顾名思义是耳廓上的穴位。耳廓的一部分，而且是一个有多个穴位、可诊治多种疾病的天然宝库。由于耳廓与五脏六腑、十二经络直接关联，人体的各种状况多能反映在耳穴上。

选择相关耳穴，采用针灸、按摩、黏贴磁珠等法，进行适当的刺激，激发穴位经气，通过经络传导，内达脏腑，以调内脏气血功能，外至该经所行的皮肤、肌肉、关节，从而疏通经络，补虚泻实，扶正祛邪，平衡阴阳，以达防病、治病、美容等目的。

具体的操作方法要向专业的医生请教哦！

（周维叶）

备孕妈妈需要运动吗？

备孕的你是否也有这样的困扰：孕前需要运动吗？孕前运动有何益处？对于没有运动基础或平时工作繁忙没有时间运动的人，孕前能做些什么运动呢？

一、孕前需要运动吗？孕前运动有何益处？

首先孕前适当运动是有必要的。孕前合理运动有利于帮助孕妇产后尽快恢复，还能减少和避免妊高征的发病率，也有助于帮助产妇顺利分娩，减少自然生产时的痛苦。

二、孕前能做些什么运动呢？

1. 八段锦：八段锦起源于北宋，至今已有 800 多年的历史，其中的各个动作舒展优美，是一套独立而完整的健身功法。八段锦简单易学，研究显示可以有效改善久坐女性脂肪分布，减少腹型肥胖，可作为久坐人群的推荐运动项目。此外，八段锦中的第六式为两手攀足固腰肾，该式的动作幅度较大，身体通过向前俯身和向后仰曲，对足太阳膀胱经进行了强有力的拉伸，这是十二正经中最长的一条经络，也是穴位最多的经脉。中医基础理论认为肾

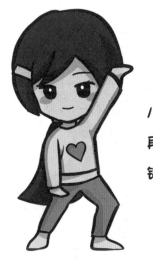

八段锦

与膀胱互为表里，通过对足太阳膀胱经的充分刺激和疏通，可以旺盛肾气，鼓动肾阳，提高人体的生理功能和生育能力，建议夫妻双方同时锻炼。

2. 散步：散步适合所有备孕的准妈妈们，但是散步想达到效果也有一定的要求。首先建议穿步行鞋或软底的运动鞋，最好戴上计步器，因为根据研究显示，每天走1万步可以降低患癌症、心脏病的风险，但在走到1万步时达到顶峰，之后效果就会减弱，因此建议每日散步控制在1万步之内效果最好，也不会过度疲劳。

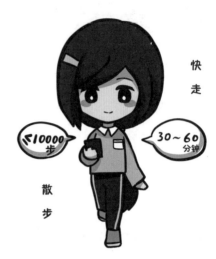

3. 快走：适宜的体重有助于受孕，室外快走是最基本而安全的有氧运动。对于体重超标者，快走比慢走更能消耗能量，燃烧多余脂肪。运动时建议穿着宽松舒适的衣服，选择空气新鲜、空间宽敞的环境进行，每天快走30～60分钟，若平素缺乏运动基础者，建议每次持续走10分钟，每天走3次，逐渐加量，亦可达到锻炼的效果。

4. 瑜伽：练习瑜伽可以增强体力和肌肉张力，增强身体的平衡能力，提高整个肌肉组织的柔韧度和灵活度。同时，瑜伽还能刺激控制激素分泌的腺体，

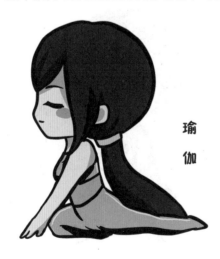

加速血液循环，帮助备孕女性很好地掌握呼吸控制方法，有利于日后分娩。刚开始练习瑜伽的时候，可以将时间控制在30分钟左右，每周3次，体力较佳者，可增加体位练习的时间。瑜伽锻炼时建议穿着合体、舒适的服装，在饭后2小时进行练习，如果出现头疼、头晕、肌肉关节酸痛、异常乏力等不适情况时，建议暂停。

5. 跳绳：是一项简单易行、有效的有氧减肥运动，器械简单，花样繁多，

可简可繁，随时随地可做。就运动量来说，持续跳绳10分钟堪比30分钟慢跑，其效率高达长跑的90%，对于减肥者跳绳尤为适宜。孕前准妈妈参加跳绳锻炼，对提高身体素质、强健体魄有益，可以为孕育健康的宝宝做好充足准备。跳绳时建议穿着宽松舒适的服饰，穿软底的运动鞋，每天跳绳10～30分钟，每周3～5次。

6. 游泳：游泳是一项适应性很广的体育运动，不仅适合备孕妈妈，还适合健康孕妇在怀孕的全过程以及产后恢复阶段进行锻炼。由于人体漂浮在水中很容易达到身心放松的状态，锻炼的时间可以适当延长到30～40分钟。在泳姿的选择上自由泳比蛙泳的强度稍大。对于想要在孕前减重的备孕妈妈，需要注意的是游泳后饥饿感比较强，需要配合控制饮食。

现在的你还在困扰吗？为了将来顺利生产及产后快速康复，请一起运动起来吧！

（洪丹丹）

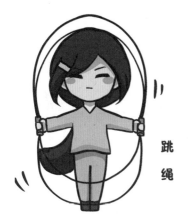

跳绳

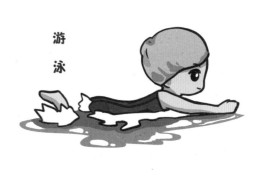

游泳

备孕期如何进行体重管理？

　　孕前身体健康，体重合格，对孕妇而言非常重要。有研究显示，孕前超重和肥胖与早产、巨大儿、肩难产、产伤、先天性畸形、死胎、脑瘫、新生儿和婴儿死亡相关；孕前体重过轻与胎儿发育不良、早产、小于胎龄儿、新生儿疾病有关。因此，女性合适的体重才能孕育健康的宝宝，备孕期如何进行体重管理呢？

一、怎样衡量体重状态？

　　衡量体重状态，要用 BMI 计算公式计算。

　　BMI（Body Mass Index），也就是体重指数，是目前国际上常用的衡量人体胖瘦程度以及是否健康的一个标准。

计算公式：$BMI = 体重（kg）÷ 身高（m）^2$

BMI	<18.5	18.5 ~ 24.9	25.0 ~ 29.9	30.0 ~ 34.9	35.0 ~ 39.9	≥ 40
体重状态	体重不足	体重正常	超重	Ⅰ度肥胖	Ⅱ度肥胖	Ⅲ度肥胖

二、肥胖如何影响怀孕？

　　1. 肥胖女性通常胰岛素水平较高，刺激卵巢产生雄激素。由于过量的脂肪组织堆积，雄激素在外周以较高比例转化为雌激素，对生殖轴产生负反馈，影响脑垂体促性腺激素的产生，导致月经失调和排卵障碍。

2. 肥胖人群中多囊卵巢综合征（PCOS）患病率高达 30%，高胰岛素血症与 PCOS 的发生、月经稀发、高雄激素血症的发生均密切相关。而 PCOS 患者存在稀发排卵、排卵障碍、黄体功能不全等情况，明显降低了妊娠率。

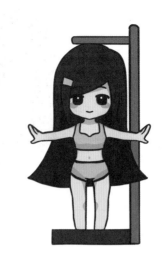

3. 肥胖患者卵泡往往发育不良，或质量欠佳。如果行辅助生殖技术助孕治疗，对促排药物反应不敏感，需要更长的促排时间、更大剂量的促排药物、更高的助孕费用，妊娠率也较低。

4. 当体重指数 > 25 kg/m^2 时，即使行辅助生殖技术成功，胚胎发育也较慢，同时胚胎受到脂肪毒素的影响，流产、胚停的概率也大大增加。

5. 肥胖女性的高胰岛素和血清脂肪因子水平的变化可能影响子宫内膜的容受性，降低妊娠率。而且，肥胖女性的子宫内膜更容易发生病变，如子宫内膜息肉、内膜异常增生等，远期发生子宫内膜癌的风险也增加。

三、消瘦如何影响怀孕？

育龄期女性若体重过低，明显消瘦，说明营养状况欠佳，容易发生月经失调，如月经量少，严重者月经停闭、稀发排卵，导致妊娠概率下降。有的体重不足的女性，子宫内膜较薄，血供不良，不利于受精卵着床，极大影响妊娠的成功率。有研究表明，体重不足的女性，即使怀孕，低体重儿的发生率较高，早产的风险也增加。

四、肥胖者如何减重？

1. 管住嘴

不吃油炸食物：油炸食物脂肪含量超高。

不喝含糖饮料：这些饮料中的糖分特别容易被人体吸收，产生大量的热量。

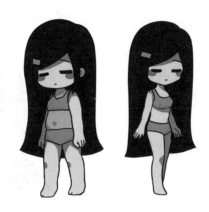

不要过分控制主食摄入量：当碳水化合物摄入不足时，身体新陈代谢就会降低。成年人每天摄入的谷类食物应该在 200 ～ 300 g，粗细搭配。

不要选择单一的食材：只摄入单一营养，身体循环速度会变得低下，减肥速度也会下降。

不要断食成瘾：轻断食可以加快瘦身速度，但断食成瘾会影响人体正常的新陈代谢，也不利于减肥。

减少盐的摄入：高盐饮食可能导致身体储存过量的水分，不仅不利于减重，反而可能使血压增高。

吃饭前喝水：饭前可喝一杯水，可以减少用餐时食物的摄入量。

吃清淡的晚餐：晚餐要选择营养丰富且热量较低的食物，不要吃得太晚。

少吃加工食品：建议多吃不含淀粉的蔬菜、未加添加剂的全谷物、瘦肉蛋白和健康脂肪。

2. 迈开腿

世界卫生组织推荐的成人运动量：

有氧运动：每周至少进行 150 ～ 300 分钟中等强度有氧活动，或 75 ～ 150 分钟剧烈强度有氧活动，或等量组合。

力量训练：每周至少 2 天进行中等或更高强度的肌肉强化运动，涉及所有主要肌群。

不要选择单一运动项目：减肥期间的运动项目要定期调整，否则后期减肥效果就会变差。

不要相信快速减肥：快速减肥通常是减水，减肥速度以每月2～4 kg为宜。

不要久坐：每伏案一小时站起来活动一下，可做伸展运动或健身操。

采用科学的运动模式：减肥运动建议结合有氧运动、抗阻训练和柔韧性练习。

利用上下班时间多走多动：减少开车、坐车、坐电梯，增加走路、骑自行车、爬楼梯的机会。

3. 中医减肥有妙招

针刺：以脾胃经、任脉及膀胱经背俞穴为主，通过健脾和胃、调和冲任，达到调理脏腑和减重的疗效。

穴位埋线：为长效针刺疗法，通过可吸收线埋入皮下，对穴位的持续刺激，达到持久针刺效果。

拔罐刮痧：辨证循经选穴，进行拔罐和刮痧，起到消肿化瘀、散寒化湿的作用。

艾灸：以任、督脉穴位为主艾灸，起到温阳散寒、化湿减重的作用。

如何选用以上的减肥方法，要根据个人的体质、症状来选择，比如胃口好、腹胀、面红心烦、口干口苦、胃脘灼热，多属于脾胃热滞，可采用针灸、刮痧、拔罐等方法，调理脾胃功能，清热消滞，运化痰浊膏脂。如常自觉身体沉重和喉间有痰，有"大肚腩"，大便不成形，为痰湿内盛，可采用针灸、穴位埋线等促进脾胃运化功能，祛湿运脾。如易于疲乏、身体困重、肌肉松弛、胃胀纳差、大便溏薄或便秘，多为脾虚不运，可采用针灸、艾灸、穴位埋线等法，健脾和胃，调和脏腑。如怕冷嗜睡、睑目或下肢浮肿，腹胀便溏，夜尿多，多属脾肾阳虚，可采用针刺、艾灸、拔罐等，温阳散寒化湿，调理冲任。

具体如何选择、如何操作，还要向专业医生请教哦！

五、消瘦者如何增重？

增肥可以总结为一句话：摄入的能量要大于消耗的能量。

1. 均衡饮食：选择容易消化、能量密度高的食物，如淀粉类的粉丝，豆类如豌豆、毛豆，水果如牛油果、香蕉，坚果如腰果、花生，奶制品，还有健康的零食如即食麦片、巧克力等。

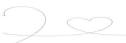

2.食欲欠佳者可在吃法上下功夫：如吃不下米饭，可以做成寿司、饭团等形式，沙拉里加点坚果，蛋羹里加点牛肉，能量密度就提高了。不过，增肥的人群吃蔬菜，还是建议用快炒的方式，加入烹调油也是增加能量最简单的方式之一。

3.少食多餐：一餐吃得太多无法有效吸收，反而会加重肠胃负担，导致消化不良，最好的办法是将每天的进餐次数改成5～6餐，按照自身情况，在上午、下午、睡前安排适量加餐。

4.合理作息，保证充足的睡眠：夜里睡眠的时间是人体生长激素、胰岛素等合成激素分泌的旺盛时期，这些合成激素对于促进人体蛋白质合成代谢、促进机体生长发育有很大的帮助。在睡前喝杯牛奶、洗个热水澡或热水泡脚，均有助于顺利进入梦乡。

5.适当运动：吃吃睡睡光长脂肪不长肌肉也是不健康的，所以适当运动非常关键，既能帮助塑造体形，也有助于提高食欲。可以选择一些力量型的运动，如俯卧撑、举小哑铃，运动完可以补充一些富含碳水化合物和蛋白质的食物，如水果、全脂牛奶、酸奶等。

6.中医调理：在运动和调整饮食的同时，配合中药，增肥效果将大大增强。在临床用药上，可根据个体的不同表现，辨证用药，如气血两虚型多用党参、黄芪、当归、白芍、熟地等补气养血药；胃燥津亏型多用葛根、天花粉、知母等清热生津和生地、玄参、麦冬养阴增液药；纳谷不香、消化不良者可多用焦楂曲、谷麦芽、鸡内金、陈皮、生姜等健胃消导药。通过中药的调理，将起到事半功倍的效果。

（周维叶）

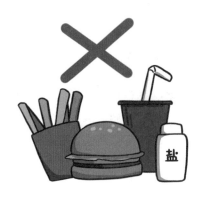
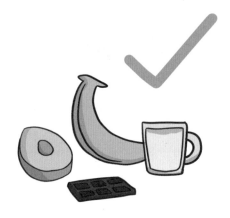

萌宠，备孕是否该放弃你呢？

　　宠物已经成为很多人生活中的伙伴，它们给我们的生活带来了很多欢声笑语，它们陪伴我们走过一个个春秋冬夏，甚至已成为家庭中的一分子。但是一个即将到来的小生命将准爸爸准妈妈们推上了选择的天平——留娃还是留宠，难道真的必须将它们送走吗？其他人会善待它们吗？当下的你是否也正面临着这一艰难的抉择呢？

　　一般而言，我们不建议准妈妈饲养宠物，因为宠物身上可能会有寄生虫等病原微生物，诱发某些传染病，引起胎儿畸形，甚至流产。但是对于喜爱宠物或已经和宠物建立了深厚感情的准妈妈们，也不必放弃自己心爱的宠物。养宠物也有一定的好处，有宠物的陪伴会给主人带来很多快乐，帮助减轻压力，缓解孤独和抑郁，有利于准妈妈的身心健康，有助于备孕及安胎。

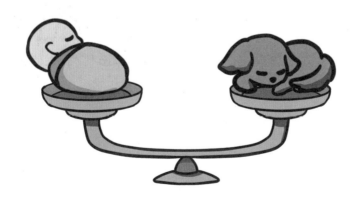

古代中医早就认识到情志对孕育的影响，认为肝主疏泄，肝气条达，情志舒畅，则气血畅通，冲任调和，胞脉得养，方能经调孕成。若肝气郁结、情志不畅、气血失和、冲任不调，则影响月经、受孕及安胎。

如《济生方》提出："气之为病，惟妇人血气为患尤甚。盖人身血随气行，气一壅滞，则血与气并……非特不能受孕，久而不治，转而为瘤疾者多矣。"文中强调了气机通顺对女子月经及孕育的重要作用；唐代医家孙思邈也建议妇女受妊之后要"无大言，无号哭，无惊动，和心静"；清代名医傅青主在《傅青主女科·种子篇》中指出："其郁而不能成胎者，以肝木不舒，必下克脾土而致寒；脾土之气塞，则腰脐之气必不利；腰脐之气不利，必不能通任脉而达带脉，则带脉之气亦寒矣。则带脉之气即塞，则胞脉之门必闭，精即到门，亦不得其门而入矣，其奈之何哉？"此文详细论述了肝气郁结影响到脏腑、冲任奇经而不能成胎的病机演变过程。由此可见，情志与孕育密切相关，而饲养宠物可以使得准妈妈们心情愉悦，有利于备孕与安胎。

但是，对于喜爱宠物的准妈妈们，如果想要继续饲养宠物，在饲养过程中要注意些什么呢？哪些宠物不适合饲养呢？

1. 宠物狗：确保狗狗按期接种疫苗。怀孕后建议不要和狗狗亲密接触，或不要让狗狗跳到您的肚子上及腰部，或扑到您的肩膀上。如果您的狗有咬或跳的坏习惯，建议在生孩子之前训练它停止这些不良行为。

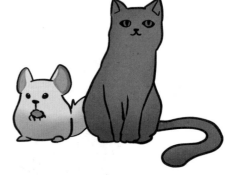

2. 宠物猫：准妈妈在和猫相处时，需要避免弓形虫感染，在饲养过程中注意以下方面可以帮助您远离弓形虫病：①定期驱虫；②避免亲自清理猫的排泄物；③避免家猫外出；④不要喂食未煮熟的肉；⑤远离流浪猫。

3. 啮齿类宠物：如仓鼠、豚鼠和龙猫等，它们可能携带淋巴细胞性脉络丛脑膜炎病毒，这种病毒可能导致流产或严重的胎儿出生缺陷。建议尽量不饲养，如果要养，建议：不要散养，需关闭于单独的笼子中，并保持笼子的清洁；触摸后，用肥皂水或消毒液彻底洗手；避免被咬伤。

4.爬行动物：如蜥蜴、蛇或海龟等，这些动物可能携带沙门菌，引起腹泻等消化道疾病，孕妇和5岁以下的儿童对沙门氏菌易感，因此不建议准妈妈们饲养。

饲养宠物过程中还需做到以下几点：① 孕妇尽量不要清理宠物排泄物，最好让家人代为处理；② 不要和宠物亲亲，或让宠物舔你的脸，更不要与宠物共享食物；③ 定期给宠物注射疫苗及除虫；④ 避免宠物与其他动物接触；⑤ 有条件的家庭最好安装空气滤清器，特别是饲养在家排泄的宠物家庭。如果用心做好防护工作，相信宠物也是可以和准爸爸准妈妈们一起等待宝宝出生的。

准爸爸准妈妈们，现在你们已经做好决定了吗？

（洪丹丹）

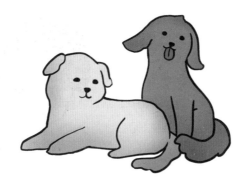

准爸爸，您准备好了吗？

期待升级的准爸爸们，你们是否对备孕这件事也有这样的误解：一个健康的宝宝关键在于准妈妈，而你只需贡献出一份基因就好了？其实不然，对男性而言，精子的质量是否健康，直接影响女性的受孕率，也影响到优生，所以在备孕的时候，不单单要女性做好备孕的工作，准爸爸也需要做出相应的努力。

一、求嗣当以"养精"为首要

"精"是男子生育的物质基础，凡论男子离不开论"精"，求嗣文献中涉及"养精"之说，都是在讨论男精的养护。

具体该如何养精呢？

1. 良好习惯

烟酒必须戒除，吸烟不仅危害自己的身体健康，还会造成妻子胚胎停育，甚至流产。长期过量饮酒会影响胚胎质量，造成后代出生缺陷及染色体异常。因此，建议准爸爸在孕前至少3个月戒烟戒酒。

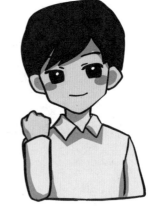

2. 合理饮食

饮食总体以甘淡平和为原则，少食用辛辣煎炸食物，营养均衡、丰富可以补精益气。如《广嗣须知》里就提到了，鸡鸭子、白犬肉、瓜、桃、葱、薤、大蒜、小蒜、莼菜、蕨粉、酒等食物的禁忌，提倡恬淡饮食，认为"醲郁之味，不能生精，惟恬澹之味乃能补精耳"。

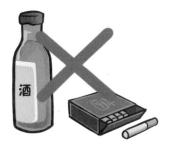
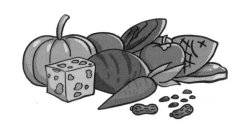

现代医学还强调：①摄取优质蛋白质：蛋白质是形成精子的重要原料，合理补充富含优质蛋白质的食物，有利于协调准爸爸的内分泌和激素。优质蛋白来源主要有禽、蛋、鱼、肉类等动物类蛋白及大豆类植物蛋白，尤其是冻豆腐中含有丰富的精氨酸。②补充维生素和微量元素：备孕时，不光准妈妈需要补叶酸，准爸爸也要适量补充叶酸，建议至少要提前 3 个月口服叶酸，每天0.4 mg。饮食上可以多食用富含锌、硒及维生素的食物，如瘦肉、牡蛎、牛奶、豆类、马铃薯、芹菜、胡萝卜、南瓜、甜薯、西红柿、谷胚、蛋黄、芝麻、花生、植物油、麦片、猕猴桃等。

3. 适量运动

备孕期间，准爸爸可以做一些针对性的运动，比如游泳、跑步、打球、跳绳、太极、八段锦等，建议每日运动30~45 分钟，时间不宜过长，强度也不宜过大。其中，中医传统功法对生殖功能有诸多益处，如八段锦中的第六式为两手攀足固腰肾，该式的动作幅度较大，身体通过向前俯身和向后仰曲，对足太阳膀胱经进行强有力的拉伸。中医基础理论认为肾与膀胱互为表里，通过对足太阳膀胱经的充分刺激和疏通，可以旺盛肾气，鼓动肾阳，提高人体的生理功能。拳论中

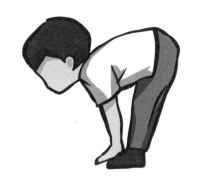

说太极拳"命意源头在腰隙"，腰隙就是腰眼穴，对该穴的刺激可以使肾气旺盛，经络通达。

另外，准爸爸们最好不要长时间骑自行车，骑车时，睾丸、前列腺需要紧贴座椅而受到压迫，长时间骑车使前列腺及其他附性腺处于充血状态，导致睾丸水肿、发炎、静脉曲张等，从而不利于精子的生成、精液的释放。

4. 修德养性

通过修德养性来祈求子嗣是古人求嗣的特点，拥有良好的道德品质，不仅是思想上的追求，同时关系到身体健康和子嗣。万全的《广嗣纪要》把修德放在篇首"修德篇第一"。古人之所以重视修德是因为修炼德行之人必是自律之人，在生活习惯等各方面都会对自己有良好的规范，所以懂得修德之人，必然能更容易使自己处于健康状态而更加容易孕育子嗣。此外，中医认为情志是重要的致病因素，只有修身养性，培养高尚的情操，才能尽可能地规避不良情绪的影响。因此，修德养性是求嗣养精的重要环节。

二、求嗣当先治病

中国古代很多文献都提到了求嗣治病的观点，《妙一斋医学正印种子编·成效举略》："以医者查病，自有标本，投药自有渐次……倘施药之无序，即大温大补，终难见效"，古人强调治病与调补需有先后顺序，如果不先治疗疾病，妄施滋补，不但不能达到孕育子嗣的目的，反而会延误病情，加重疾病，甚至可能造成不良的妊娠结局。因此孕前的检查尤其重要，那么备孕的准爸爸们孕前需要做哪些检查呢？如有疾病，哪些疾病需先治疗呢？

1. 必要的检查：①体格检查：医生通过检查，初步判断阴茎、睾丸、附睾、输精管等生殖器官的发育情况。②男性性激素检查：包括睾酮、催乳素等。③精液分析：精液常规检查是男性检查的基本项目，用来判断生育的可能性，使检查结果可能会受到身体情况、各种外界环境的影响。

2. 当先治疗的疾病：①精子质量异常：少精、弱精、精子活力低下及精子畸形率高均可能影响生育。②前列腺炎：前列腺可以帮助受精卵形成，加强精子的活力、精液的液化，增加精子的成活率。若是前列腺出现了问题，就会使精子的功能不正常从而导致不育症。③性传播疾病：这类疾病会使输精管、精囊、附睾、前列腺等出现病变，阻碍精液的运输和存储，使得受孕困难。同时，还可能将疾病传播给妻子，使生育难上加难。

准爸爸，这场孕育保卫战——您准备好了吗？

（洪丹丹）

第二部分

孕期篇

到底怀孕多少天，您算对了吗？

　　小美月经不规律，怀孕后通过各种 APP 计算孕周、预产期，却和医生计算的实际孕周不相符，不免产生了疑惑："我到底怀孕多少天了？"

　　小美可以选择以下几种方法来计算她的孕周。

一、末次月经

　　大众所熟知的计算孕周的方法是依据末次月经计算，即从末次月经来潮的第 1 天开始计算，而相应的预产期则为末次月经后的第 280 天。这一孕周及预产期的计算方法是基于月经规律、周期 28 ～ 30 天、排卵发生在月经周期第 14 天左右这些条件上。

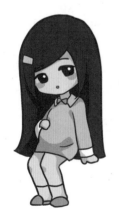

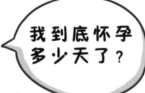

我到底怀孕多少天了？

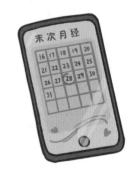

临床上一般以周为单位的，孕龄 280 天（= 40 周）为孕产期，37 ~ 42 周分娩算足月产，小于 37 周算早产，大于 42 周为过期妊娠。若以其他方式计算孕周，均会被校正为末次月经的表达模式。可用公式计算，即从末次月经第 1 天算起，月份减 3 或加 9，日数加 7。例如末次月经第 1 日为 2022 年 4 月 24 日，预产期应为 2023 年 1 月 31 日。

但是很多准妈妈和小美一样月经周期不规则，又或是末次月经时间记忆不清，所以常常难以确定孕周，那么就需要借助 B 超来判断孕周啦。

二、孕期超声

孕早期的 B 超判断孕周相对比较准确。医生可根据早孕期 B 超结果显示的一系列情况，如胎芽长度、胎心搏动出现时间，大致判断孕周。如妊娠 5 周左右，可见孕囊；妊娠 6 周时，则百分之百能看到孕囊，隐约可见胎心，7 周时更明显。计算方法：妊娠天数 = 胎芽长度（mm）+42。也可由孕囊大小估算孕周：孕周 = 孕囊最大径（cm）+3。

妊娠 7 ~ 12 周时，孕周即可根据头臀长估计：孕周 = 头臀长（cm）+6.5。在头臀长处于 10 ~ 84 mm 范围时，将其用于确定孕周的可信度及可重复性最佳。若头臀长超过 84 mm 时，可用双顶径来确定孕周。双顶径（BPD）指的是胎儿头部两侧之间的距离。妊娠 12 ~ 20 周：妊娠月数 = 双顶径（cm）+0.5；妊娠 24 ~ 36 周：双顶径的大小相当于妊娠月数。

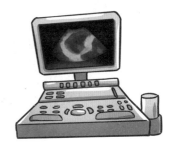

1. 末次月经
2. 孕期超声
3. 排卵日
4. 胚胎植入日期

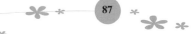

利用妊娠中晚期B超确定孕周，需联合考虑双顶径、头围、腹围和股骨长度等参数，而这些参数测量的准确度与超声图像质量、超声医师的操作技能相关。在妊娠中晚期，胎儿生长具有较大可变性与复杂性，如头颅形状变化、躯体前屈或后伸、发生生长受限和骨骼发育不良等，所以估算的准确性会大打折扣，越晚则误差越大。所以妊娠晚期依据超声确定的孕周只供参考。

三、排卵日

若是准妈妈们有监测排卵，那么就把排卵日往前推14天作为末次月经，视为孕周计算的起点，当然这个日期也可能不是真实的末次月经。

四、胚胎植入日期

试管婴儿，孕周计算是根据胚胎植入日期来确定的。通常胚胎的移植时间是在培养的第2、3天，或者第5天，自然受孕一般是在受精卵形成的第6～7天着床，胚胎移植后，到成功着床也需要一些时间，所以虽然移植的时候，胚胎已经在体外发育了几天，着床本身还是充满不确定性的，可以以移植日作为胎龄起点，往前推14天作为孕周的起点。

已经"有喜"的您，孕周和预产期算对了吗？

（赵玉芹）

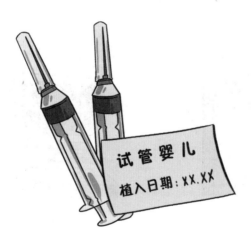

孕早期如何判断胚胎发育的好坏？

小美经历了 2 次自然流产后，又好不容易再次怀孕了，心里十分忐忑，不知道这次怀孕胚胎发育得怎么样？应该如何在孕早期判断胚胎发育的好坏呢？

一、需监测的辅助检查

1. 经阴道超声

正常怀孕的前提必须明确是宫内孕，只有排除了宫外孕，再关注后面的指标才有意义。妇科 B 超报告明确写了宫内见妊娠囊、囊内见卵黄囊，才能确定是宫内孕。

在孕周计算准确的前提下，超声显示胚胎发育征象应符合相应孕周的发育规律：孕 5 周，宫内见到孕囊；孕 6 周，可见胚芽及胎心搏动；孕 8 周，初具人形，可测量头臀径。经腹妇科 B 超则比经阴道超声晚 1 周见到上述征象。

胚胎停止发育的表现：① 孕囊平均直径 > 25 mm，未见卵黄囊和 / 或胚胎；② 胚胎长 > 7 mm，未见胎心搏动；③ 未见卵黄囊的孕囊，2 周后复查仍未见胎心；④ 有卵黄囊的孕囊，10 天之后复查超声，仍未见胎心；⑤ 初次超声未见胎心，1 周后复查仍未见胎心；⑥ 初次超声平均孕囊直径 <12 mm，2 周后复查平均孕囊直径未翻倍；⑦初次超声平均孕囊直径 > 12 mm，孕周 > 7 周后复查仍未见胚胎。

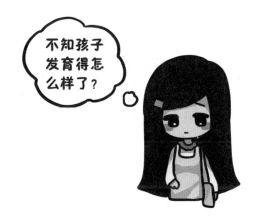

不知孩子发育得怎么样了？

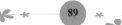

2. 血清 HCG 和 P 检查

绒毛膜促性腺激素（HCG）和孕酮（P）值增长情况良好，也是早期胚胎发育正常的标志之一。

3. 绒毛膜促性腺激素（HCG）

单次血清 HCG 水平很难判断胚胎发育的好坏，需要监测其动态变化。正常妊娠早期女性，自排卵后第 6 天开始产生 HCG，大约 1 日后抽血能够测到 HCG，至妊娠 8 ~ 10 周达峰值（15 000 ~ 200 000 IU/L），以后迅速下降。在怀孕早期，血 β-HCG 约 2 天时间内上升 1 倍，若早期 β-HCG 未出现隔天翻倍增长的情况，就需要考虑宫外孕或胚胎发育欠佳的可能。

4. 孕酮（P）

血清孕酮是呈脉冲式释放的，同一个人同一天的不同时间测到的值可能相差数倍。孕期正常孕酮值暂无统一标准，若血清孕酮 < 5 ng/mL，应考虑妊娠流产或异位妊娠可能；孕酮处于 5 ~ 25 ng/mL，需动态监测血 HCG 和 P，并且结合超声检查，同时关注是否有阴道流血、腹痛等情况来判断胚胎的位置和发育情况。

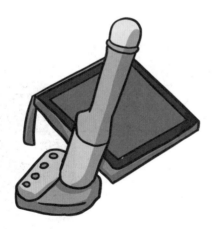
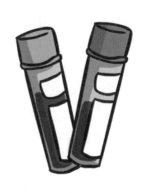

二、中医角度如何判断?

中医认为男女之精相合，成为胚胎，并种植于胞宫，在肾气、天癸、冲任、胞宫各个环节的协调和滋养下，逐渐发育成长。若冲任气血失调、胎元不固，或胎元受损，或胎结不实，妊娠期间可出现阴道少量流血，时出时止，或淋漓不净，称为"胎漏"；若有腰酸腹痛、小腹下坠，或者同时有阴道流血，称为"胎动不安"，这两者相当于西医的"先兆流产"。若腹痛腰酸加剧、阴道流血增多，如《景岳全书·妇人规》描述"腹痛、血多，腰酸下坠，势有难留者"，称为"堕胎"，相当于"难免流产"。倘若胎死胞中，历时过久，不能自行产出者，称为"胎死不下"，相当于"稽留流产"。

所幸小美此次怀孕，到目前为止没有出现阴道流血、腹痛、腰酸症状，动态监测血 HCG 和妇科超声与停经天数相符合，孕酮水平也处于 25 ng/mL 以上，胚胎发育情况良好，待孕周大一些，再定期产检来判断胎儿发育情况。

"十月怀胎，一朝分娩"，宫内受孕是漫长孕期的开始，准妈妈们，你们学会怎么在孕早期判断胚胎发育的好坏了吗？

（赵玉芹）

不是所有的怀孕都值得庆贺

大美结婚 2 年，没有避孕也没有怀上，中西医调治了一段时间后，盼星星盼月亮，终于怀孕了！她平时 28 天来一次月经，这次月经推迟了 1 周，自己测早孕试纸显示明显的两条杠，夫妻俩兴奋地立即告知双方父母怀孕的好消息，全家人非常高兴，但没过几天大美就出现阴道流血、下腹疼痛，焦急地去医院就诊，被医生告知受精卵误入歧途，这次是异位妊娠，着实让大美瞬间崩溃，也不禁疑惑"什么是异位妊娠？为什么别人怀孕都那么容易，到我这儿就是异位妊娠了呢？"

我们先来了解下正常妊娠。发育成熟的卵子和万里挑一的精子在输卵管内一见钟情后结合为受精卵，又迁移到宫腔内，并在宫腔内安家定居。而异位妊娠，又称"宫外孕"，指的是"迷路"的受精卵种植在子宫腔以外的部位，以输卵管妊娠最为多见，当然也不仅限于输卵管，有时候调皮的受精卵可能跑到卵巢、宫角、腹腔、剖宫产瘢痕处，甚至肝脏表面。

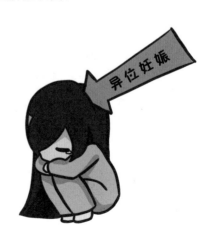

一、为什么会发生异位妊娠？

常见原因：有反复人流史和异位妊娠史，盆腔炎尤其是输卵管炎、输卵管发育不良或功能异常、盆腔或输卵管手术史、带环妊娠、口服紧急避孕药失败、辅助生殖技术的广泛应用等。

中医认为宫外孕病机本质是少腹血瘀。瘀血阻滞，胞脉不畅，孕卵停留于一侧胞脉，不能运达胞宫而成。

二、异位妊娠是否有特殊临床表现？

停经、腹痛、阴道流血是异位妊娠的典型临床表现，但有很多患者症状不典型，很可能仅表现为不规则阴道出血，或者单纯的不同程度腹痛，或者因休克晕厥就诊，也有异位妊娠患者常常无特殊的临床症状。

三、异位妊娠如何确定？

经阴道超声是诊断输卵管妊娠的首选方法。经阴道超声提示宫内未见孕囊，附件区可见含有卵黄囊和（或）胚芽的宫外孕囊，可明确诊断异位妊娠。若超声检查发现与卵巢分离的肿块或者低回声包块，应高度怀疑为异位妊娠。

抽血检测人绒毛膜促性腺激素（HCG）水平，能辅助诊断异位妊娠。单独血 HCG 测定不能确定异位妊娠，应结合病史、症状和超声检查协助诊断。在异位妊娠难以确诊时，在排除正常宫内妊娠的情况下，可通过诊断性刮宫检查，看宫内刮出物是否有绒毛，来鉴别早期宫内妊娠流产还是异位妊娠。

四、宫外孕如何治疗呢？

以最常见的输卵管妊娠为例，大多数早期发现的输卵管妊娠可通过腹腔镜微创手术或药物保守治疗，成功祛除病灶。然而，对于病情不稳定的患者则需手术治疗。药物治疗是指用药物杀死怀孕部位的胚胎和绒毛，选择药物治疗需要一定的条件：无药物治疗的禁忌证；输卵管妊娠未发生破裂；妊娠囊直径 < 4 cm；血 HCG < 2 000 IU/L；无明显内出血。手术治疗适应于生命

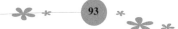

体征不稳定或有腹腔内出血等危及生命的征象；异位妊娠有进展（如 HCG >
3 000 IU/L 或持续升高、妊娠囊内有胎心搏动、附件区有大包块等）；随诊
不可靠者；有药物治疗禁忌证或无效；持续异位妊娠者。至于其他特殊部位的
异位妊娠，则应根据具体情况在医师指导下选择最合适的治疗方案。

五、能采用中医保守治疗吗？

中医在异位妊娠的治疗优势主要体现在保守治疗方面。异位妊娠早期诊断、
及时治疗是保守治疗成功的关键。中医学认为异位妊娠病机关键是少腹血瘀，
因此以活血化瘀、消癥杀胚为主要治法。中药治疗对于异位妊娠的未破损期、
病情稳定期、未生育、强烈要求保留生殖脏器的患者尤为适宜。

异位妊娠中医保守治疗可通过辨证，中药内服、外用（如中药封包外敷、
穴位贴敷等）多途径给药，起到杀胚、促进包块吸收、改善盆腔微环境的作用。
西药联合中药保守治疗可有效提高治疗的成功率，缩短保守治疗周期，降低西
药的不良反应，满足有生育计划的患者保留生殖脏器的意愿。

如果患者因病情需要手术治疗，术后依然可辨证予以中药汤剂口服及相关
中医适宜技术（中药外敷、穴位贴敷、中药泡脚等）应用，促进术后恢复，改
善盆腔微环境，提高机体免疫力，为患者下次妊娠创造良好的身体条件。

怀孕的准妈妈们，如果你还没有做过超声检查排除异位妊娠时，请不要盲
目地选择保守治疗，也不要过早地兴奋、高调地庆贺哦！

（赵玉芹）

先兆流产莫惊慌，中医保胎有良方

先兆流产是自然流产的早期征兆，是指妊娠后阴道少量流血、阵发性腰酸腹痛、无妊娠物排出的一种临床疾病。经常规治疗后症状改善，可继续妊娠；若阴道流血量增多，或下腹痛加剧，可发展为难免流产。

近年来由于工作生活压力逐渐增大、生活习惯不规律、生育年龄上升等原因，先兆流产发病率呈逐年上升趋势。先兆流产及早干预，是改善妊娠结局的关键时期，及时有效的治疗可提高保胎的成功率。

一、先兆流产的原因

发生先兆流产的原因较为复杂，可概括为胚胎因素、母体因素、父体因素和环境因素。其中胚胎因素：胚胎或者胎儿染色体异常是早期流产最常见的原因。母体因素：包括孕妇患全身性疾病、内分泌异常、免疫功能异常、生殖器异常及强烈的躯体或心理刺激和不良生活习惯。父体因素：有研究证实精子的染色体异常可导致自然流产。环境因素；过多接触放射线和甲醛、砷、铅、苯等化学物质，均可能引起流产。

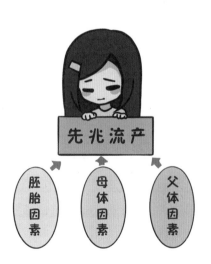

二、出现先兆流产后怎么办？

孕妈妈出现腹痛及阴道少量出血情况后，不要惊慌，应注意休息，减少活动，及时到医院就诊。首先要做 B 超检查，目的是明确妊娠囊的位置、形态及有无胎心搏动，确定妊娠部位以及胚胎是否存活。宫外孕是一个可能会引起孕产妇死亡的疾病，因此妊娠早期排除宫外孕是非常重要的。

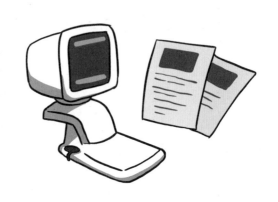

若可确认宫内怀孕，且诊断为先兆流产，可以进行保胎治疗。在保胎过程中，若胚胎本身质量差，容易发生保胎失败；若为母体因素导致流产，可给予对症保胎治疗，如黄体功能低下，给予孕酮保胎治疗；甲状腺功能异常，给予纠正甲状腺功能药物；若为环境因素引起流产，建议远离不良环境，再进行保胎。

保胎过程中，应动态监测血 HCG、孕酮、雌二醇及妇科彩超以观察病情变化。同时严密观察阴道流血及腹痛情况，在治疗过程中出现下腹痛加剧，阴道出血量多，病情发展为难免流产和不完全流产，应及时行清宫手术，去胎益母。保胎失败后要查找原因，严格避孕 3 个月至半年再怀孕，建议中医调理身体，发现怀孕后及早诊断、及时进行保胎治疗。若既往发生过胚胎停育或习惯性流产的患者，保胎治疗期限应超过以往流产发生时间。

三、先兆流产防重于治

怀孕前 3 个月属不稳定期，此时胎盘功能尚未完善，此阶段胎儿不稳定。此外，前 3 个月也是胎儿中枢神经系统发育的重要时期，预防先兆流产，孕妈妈要注意以下几点：

1. 孕期避免过度精神紧张及劳累，如有阴道出血应卧床休息，及时到医院就诊。

2. 禁止性生活，保持外阴清洁。

3. 避免负重，比如抬或搬重物、拖地等。

4. 禁服有损于胚胎发育的药物，不接触有毒物品及放射线。

四、中医保胎优势

先兆流产中医药保胎是中医妇科特色优势病种之一。先兆流产中医称之为"胎漏""胎动不安",多次流产,中医称之为"滑胎",其主要发生机理为冲任气血失调,胎元不固。根据腹痛腰酸的性质、程度,阴道流血量、色、质等征象,以及出现兼证,结合舌质、舌苔和脉象的变化辨证分析,给予中药汤剂或中成药安胎治疗,也有中医适宜安胎技术。安胎法以补肾健脾固胎为主,并辅以益气、养血、清热、利湿、化瘀等辨证方法。

在临床诊疗中,先兆流产患者的中医证候以肾虚及气血虚弱较为常见。其主要表现是孕后阴道少量出血,色暗黑,腰膝酸软,小腹隐痛,头晕。平素体质虚弱,部分有自然流产病史。安胎则以固肾安胎为主,可选用中药寿胎丸加减。气血虚弱则表现为阴道流血,色淡质稀,小腹绵痛,神疲乏力,面色萎黄或少华,治法以益气养血为主,可选用中药胎元饮加减。

部分患者体质偏于阳虚或阴盛。其主要临床表现是孕后阴道少量出血,色黯淡,腰膝酸软,小腹冷痛,畏寒肢冷,大便溏薄,小便清长。治法是温肾健脾、暖宫安胎,可选用中药寿胎丸合泰山磐石散加减。

部分患者体质偏于阴虚或阳盛。其主要临床表现是面赤心烦,口干咽燥,或五心烦热,孕后阴道少量出血,色鲜红或深红,质稠,小腹痛,腰酸胀,便秘,尿黄。治法是滋阴清热、养血安胎,可选用中药保阴煎加减。

子宫肌瘤合并先兆流产在临床上并不少见,妊娠早期肌瘤会有一个增大的过程,后期相对发展缓慢。其中医证候多属血瘀。临床表现可有下腹刺痛,阴道间断流血,色暗红,或有小血块。治法是活血化瘀,补肾安胎。方药可选桂枝茯苓丸和寿胎丸等。

中医药防治先兆流产强调辨证论治,整体调节,防治结合,固本安胎。其经验丰富,疗效确切,副作用少。孕妈妈们如果出现先兆流产的征象,建议及时到中医专科门诊就诊哦!

(赵玉芹)

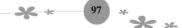

复发性流产的那些事

"医生，我现在怀孕50天了，超声提示胚胎停止发育，这已经是第3次了，到底是什么原因造成的呢？"关于复发性流产的问题，到底有哪些需要我们了解的呢？

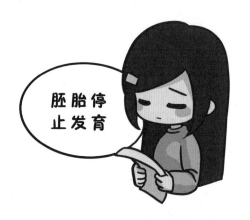

胚胎停止发育

一、什么是复发性流产（RSA）？

根据我国《复发性流产诊治专家共识（2022）》，复发性流产指的是与同一配偶连续发生2次及以上在妊娠28周之前的妊娠丢失，其中包括生化妊娠。临床上自然流产的发生率为15%～25%，复发性流产的复发风险随着流产次数的增加而上升，曾有3次以上连续自然流产史的患者再次妊娠后胚胎丢失率接近40%。

二、复发性流产的病因是什么？

复发性流产的病因十分复杂，主要包括染色体或基因异常（胚胎染色体异常、夫妇染色体异常及基因异常）、解剖结构异常、自身免疫性疾病、血栓前状态、内分泌因素、感染因素、男方因素以及环境心理因素等。有相当一部分复发性流产的

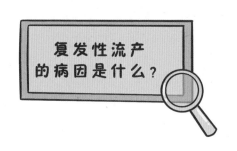

复发性流产的病因是什么？

具体原因及发病机制不明，排除以上因素的称为原因不明复发性流产。对于有2次及以上自然流产史的患者应进行全面病因筛查，尽早干预，以降低再次妊娠流产的风险。应尽早根据个体情况制定相应的治疗方案，主要包括手术治疗、胚胎植入前遗传学诊断、激素治疗、抗凝及免疫调节治疗等。除此之外，在临床上，对于部分明确或不明确病因的复发性流产，其治疗尚存在争议。

三、复发性流产妊娠后的监测

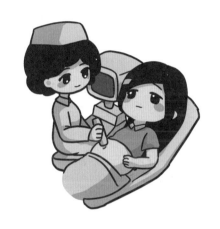

复发性流产患者的再次妊娠属于高危妊娠，需严密随访和监测。妊娠早期定期进行血清 HCG 检查可反映早期胚胎活性。超声检查是判断宫内妊娠以及胎儿是否存活的最佳方式。孕激素检查结果波动较大，需综合其他指标进行判断。随着妊娠的进展，尤其在妊娠中晚期，妊娠合并症的病情可能会加重，胎儿出生缺陷发生率增加，需要加强母胎的监测。

四、中医对复发性流产的认识和治疗优势

《医宗金鉴·妇科心法要诀》记载："数数堕胎，则谓之滑胎"，《景岳全书·妇人规》又曰："所以屡见小产、堕胎者，多在三个月及五月、七月之间，

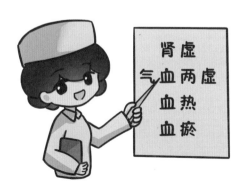

而下次之堕必如期复然"。复发性流产在中医学中属于"滑胎"范畴，又称"数堕胎"，有"屡孕屡堕"的特点，且每次发生堕胎、小产的时间多在同一妊娠月份，即"应期而堕"。

本病主要机制是冲任损伤，胎元不固，或胎元不健，不能成形，故而屡孕屡堕。常因肾虚、气血两

虚、血热和血瘀所致。

肾虚：《素问·奇病论》曰："胞络者，系于肾。"肾为先天之本，肾主藏精，主生殖。父母先天禀赋不足，精气亏虚，两精虽能相合，但胎不成实，或因孕后房事不节伤肾，以致肾气亏损，冲任不固，系胎无力；或大病久病伤肾，肾精匮乏，胎失濡养，而致滑胎。主要表现为平素体质虚弱、腰膝酸软、小便频数、头晕耳鸣、畏寒肢冷。可选用寿胎丸。

气血两虚：素体脾胃虚弱，气血不足，或饮食、劳倦伤脾，气血化源不足，或大病久病，耗气伤血，致气血两虚，冲任失养，气血不能载胎。可见神疲乏力、心悸气短、面色少华。可选用泰山磐石散。

血热：素体阳盛，或七情郁结化热，或嗜食辛热，或阴虚内热，孕后气血下以养胎，使得阴血更虚，热更重，迫血妄行，损伤胎元。可见心烦不安、口干咽干、大便秘结、小便短黄。可选用保阴煎。

血瘀：母体素有癥瘕之疾（如子宫肌瘤），瘀滞于内，冲任损伤，气血不调，且瘀滞日久伤肾，胎元失养不固，而致滑胎。可见下腹隐痛或胀痛、肌肤无华。可选用桂枝茯苓丸。

中医治疗复发性流产强调防治并重，重视孕前调治，预培其损，消除引起滑胎的因素。孕后应及早安胎治疗，固护胎元，总以补肾健脾、益气养血、调固冲任为主，以保证胎元健固。治疗时间应超过以往发生自然流产的时间，同时辅以心理疏导，调畅情志。

（赵玉芹）

封闭抗体阴性的复发性流产怎么办？

小美在结婚后连续 3 次在妊娠 28 周前自然流产，医生告诉她已经可以被诊断为"复发性流产"了。屡孕屡堕的病因非常复杂，既可能是单独因素，也可能是多种因素。主要包括：遗传因素、内分泌紊乱、子宫解剖结构异常、感染因素、血栓性疾病、免疫异常等，而且仍有一半的患者无法查明原因，即不明原因的复发性流产。小美做了很多检查，逐步排除了其他因素，考虑免疫因素的可能性较大，于是进一步检查生殖免疫指标，结果提示封闭抗体阴性，说明小美流产的原因可能与封闭抗体缺失有关。

一、封闭抗体到底是何物呢？

封闭抗体其实是一种胎儿的免疫保护因子。胎儿是由母亲的卵子与父亲的精子结合形成的受精卵发育而来的，受精卵携带父母双方的遗传物质，而来源于父亲的物质对于母体来说属于外来的异物，母体会自动排斥，导致胚胎不能与母体和平共处，从而造成流产。现代生殖免疫学认为，妊娠属于半同种异体移植过程，妊娠能够成功有赖于母胎间的免疫平衡，在孕妇免疫功能正常时，既保护母体不受外来微生物的侵犯，又对宫内胚胎不发生免疫排斥反应，以维持妊娠。在这个过程中，封闭抗体发挥了重要的作用。

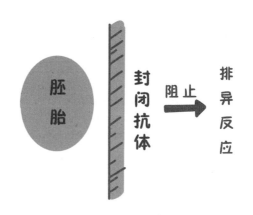

封闭抗体是来自父系的人类白细胞抗原、子宫滋养层及淋巴细胞交叉反应抗原等刺激母体免疫系统产生的 IgG 型抗体，避免母体免疫系统对胚胎的攻击，所以封闭抗体是妊娠的重要保护因子之一。如果妊娠母体没有产生有效的封闭抗体或产生的水平不足，可能导致胚胎遭受母体免疫排斥，最终导致早期流产、胚胎停止发育等不良妊娠结局。

二、西医如何治疗封闭抗体水平不足呢？

西医对封闭抗体水平不足的治疗必要性、有效性及规范化等均缺乏共识。对于封闭抗体水平不足的免疫治疗，目前国内外主要有两种治疗方法。①主动免疫：通过抽取胎儿父亲或者健康无关个体的静脉血液，分离出淋巴细胞，多次注射于患者皮下，刺激患者体内产生同种免疫反应，并获得胚胎保护性抗体，使妊娠得到保护，从而提高妊娠成功率，有效防止流产的再次发生。②被动免疫：静脉注射免疫球蛋白，目前已在全球逐步展开，并取得了一定的临床效应。

但以上治疗目前仍存在一定的争议，如主动免疫对人体具有创伤性及不良反应，如交叉传染、感染等，对胚胎及胎儿存在潜在影响；也有研究认为此方法可能会导致部分患者免疫系统发生应激性紊乱，自身免疫一过性增强，使原有自身免疫性疾病加重，或出现自身免疫性抗体转阳，使孕后自然流产发生率更高。而且被动免疫治疗也存在缺点，比如价格昂贵，有恶心、头痛、高血压等不良反应。

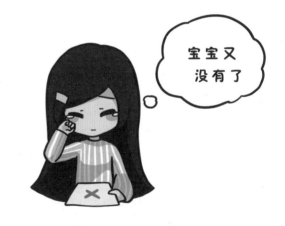

三、中医治疗有何优势？

中医认为封闭抗体缺失与脾肾两虚有关，而且反复自然流产患者心理压力较大，常表现有心肝火旺、心神不宁症状，如心烦易怒、失眠多梦、口干尿黄、便秘，同时还表现有血热夹瘀症状，如经行不畅、血块较多，舌红或紫暗、苔薄黄，

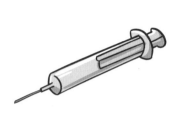
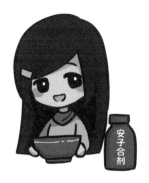

脉弦或弦数等。

中医可根据人体寒热虚实的不同体质进行四诊合参、辨证施治。目前尚无可以针对性治疗封闭抗体缺失致流产的中成药。而江苏省中医院的院内制剂安子合剂是陆启滨教授团队根据多年临床经验所创制的安胎中药制剂，经多年临床应用及研究证实安子合剂可以有效减弱免疫排斥反应、增强保护性反应，在一定程度上平衡母体的细胞免疫，降低孕妇对胎儿排斥反应。药物组成中有补肾健脾、养血安胎药，有凉血止血药，有清心肝之火、宁心安神药，还有养血和血、舒通胞宫气血药。诸药合用，标本兼顾，整体调节，共奏补肾健脾、清热和血安胎之功。

安子合剂治疗与淋巴细胞主动免疫治疗相比，具有明显优势：①方法简单，服用方便，经济实惠，易于接受；②避免了主动免疫治疗所存在的血源性感染、抗宿主反应、导致潜在的自身免疫性疾病加重等风险，还可消除患者对血源性传染病传播的恐惧和担心，安全性良好；③在改善临床症状方面，安子合剂治疗明显优于主动免疫治疗，尤其对脾肾两虚、心肝火旺的腰酸乏力、头晕耳鸣、心烦失眠、月经不调症状的改善明显；④临床试验研究证实安子合剂具有提高封闭抗体的封闭效率，促进封闭抗体转阳的良好免疫保护作用。

如果您遭遇了复发性流产，不要盲目保胎，如果封闭抗体阴性的话，别忘了还有中医中药可选择，最好在孕前就要提前干预哦。

（赵玉芹）

如何根据体质选用中成药保胎？

如果准妈妈怀孕，发现停经后阴道少量流血，感觉下腹隐痛，或有下腹坠胀感，或腰酸，这可能是流产的先兆，也是宝宝传递给准妈妈的"提醒信号"。避免流产最关键的时期是孕期前三个月，这是生命最"脆弱"的时段，因为这是精卵"初相遇"的时间段，是精卵结合后决定在哪里着床，能否逐渐稳定下来直至瓜熟蒂落的关键时期。当然，出现症状的准妈妈也不必太紧张，最好的方法是卧床休息，合理选用药物进行安胎治疗。古代医书《诸病源候论·妇人妊娠病诸候》"妊娠胎动"中提出"若其母有疾以动胎，治母则胎安；若其胎有不牢固致动以病母者，治胎则母瘥"，因此治疗先辨胎病及母，还是母病动胎。若因胎元有缺陷而致胎动不安者，胚胎不能成形，则不宜进行保胎治疗；若母病动胎，应采取治病与安胎并举的方法，以补肾固肾为基本治法。若腰酸、腹痛消失，出流迅速停止，多能继续妊娠。

有些孕妈妈不会煎煮中药，或服用汤药不方便，很希望选用中成药保胎，那么该怎样合理选用中成药保胎呢？

中成药保胎不能随意服药，要根据孕妇的体质状况和孕时的寒热虚实临床证型来决定。中医体质学者经过近 30 年的研究，根据人体形态结构、生理功能、心理特点及反应状态，对体质进行了分类，并制定了中医体质量表及《中医体质分类与判定》标准。中医体质包括平和质、气虚质、阳虚质、阴虚质、痰湿质、湿热质、瘀血质、气郁质、特禀质等 9 种基本类型。准妈妈们可以先判断一下自己属于哪种体质类型：

一、平和质（Ａ型）

总体特征：阴阳气血调和，以体态适中、面色红润、精力充沛等为主要特征。

形体特征：体形匀称健壮。

常见表现：面色、肤色润泽，头发稠密有光泽，目光有神，鼻色明润，嗅觉通利，唇色红润，不易疲劳，精力充沛，耐受寒热，睡眠良好，胃纳佳，二便正常，舌色淡红，苔薄白，脉和缓有力。

二、气虚质（Ｂ型）

总体特征：元气不足，以疲乏、气短、自汗等气虚表现为主要特征。

形体特征：肌肉松软不实。

常见表现：平素语音低弱，气短懒言，容易疲乏，精神不振，易出汗，舌淡红，舌边有齿痕，脉弱。

三、阳虚质（Ｃ型）

总体特征：阳气不足，以畏寒怕冷、手足不温等虚寒表现为主要特征。

形体特征：肌肉松软不实。

常见表现：平素畏冷，手足不温，喜热饮食，精神不振，舌淡胖嫩，脉沉迟。

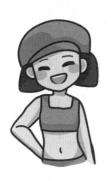
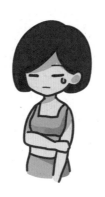
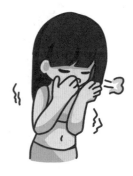

平和质（Ａ型）　　　　　　气虚质（Ｂ型）　　　　　　阳虚质（Ｃ型）

四、阴虚质（D型）

总体特征：阴液亏少，以口燥咽干、手足心热等虚热表现为主要特征。

形体特征：体形偏瘦。

常见表现：手足心热，口燥咽干，鼻微干，喜冷饮，大便干燥，舌红少津，脉细数。

五、痰湿质（E型）

总体特征：痰湿凝聚，以形体肥胖、腹部肥满、口黏苔腻等痰湿表现为主要特征。

形体特征：体形肥胖，腹部肥满松软。

常见表现：面部皮肤油脂较多，多汗且黏，胸闷，痰多，口黏腻或甜，喜食肥甘甜黏，苔腻，脉滑。

六、湿热质（F型）

总体特征：湿热内蕴，以面垢油光、口苦、苔黄腻等湿热表现为主要特征。

形体特征：形体中等或偏瘦。

常见表现：面垢油光，易生痤疮，口苦口干，身重困倦，大便黏滞不畅或燥结，小便短黄，带下增多，舌质偏红，苔黄腻，脉滑数。

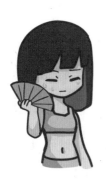 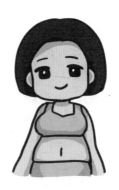 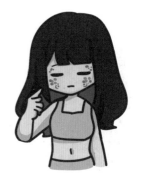

阴虚质（D型）　　　　痰湿质（E型）　　　　湿热质（F型）

七、血瘀质（G型）

总体特征：血行不畅，以肤色晦黯、舌质紫黯等血瘀表现为主要特征。

形体特征：胖瘦均见。

常见表现：肤色晦暗，色素沉着，容易出现瘀斑，口唇黯淡，舌黯或有瘀点，脉涩。

八、气郁质（H型）

总体特征：气机郁滞，以神情抑郁、忧虑脆弱等气郁表现为主要特征。

形体特征：形体瘦者为多。

常见表现：神情抑郁，情感脆弱，烦闷不乐，舌淡红，苔薄白，脉弦。

九、特禀质（I型）

总体特征：先天失常，以生理缺陷、过敏反应等为主要特征。

形体特征：过敏体质者一般无特殊；先天禀赋异常者或有畸形，或有生理缺陷。

常见表现：过敏体质者常见哮喘、风团、咽痒、鼻塞、喷嚏等。

准妈妈们知道了自己属于哪种体质，再结合中医的寒热虚实不同证型，才可以选择合适的中成药。我们举例临床常用的几种安胎中成药供大家参考：

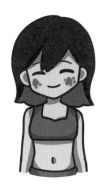
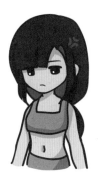
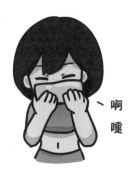

啊嚏

血瘀质（G型）　　　　气郁质（H型）　　　　特禀质（I型）

1. 固肾安胎丸

药物组成：制何首乌、地黄、肉苁蓉、续断、桑寄生、钩藤、菟丝子、炒白术、黄芩、白芍。

功效：滋阴补肾，固冲安胎。

适用于阴虚质孕妇，以肾阴虚证患者为主。不适合痰湿、血瘀、气郁、湿热型，对于气虚、阳虚体质者，还需要注意有没有脾胃虚弱的情况。

2. 滋肾育胎丸

药物组成：菟丝子、砂仁、熟地黄、人参、桑寄生、阿胶、首乌、艾叶、巴戟天、白术、党参、鹿角霜、枸杞子、续断、杜仲。

功效：补肾健脾，养血安胎。

适用于气虚质，阳虚质孕妇，以脾肾两虚，气血不足患者为主。不适合痰湿、血瘀、气郁、湿热者。

3. 保胎灵

药物组成：熟地黄、牡蛎、五味子、阿胶、槲寄生、巴戟天、山药、白术、白芍、龙骨、续断、枸杞子、杜仲、菟丝子。

功效：补肾固冲，益气安胎。

适用于气虚、阳虚体质的孕妇，以肾气虚、下元不固的患者为主。不适用于痰湿、血瘀、气郁、湿热、阴虚者。

4. 孕康口服液

药物组成：山药、断续、黄芪、当归、去毛狗脊、菟丝子、桑寄生、炒杜仲、补骨脂、党参、茯苓、焦白术、阿胶、地黄、山茱萸、枸杞子、乌梅、白芍、砂仁、益智仁、苎麻根、黄芩、艾叶。

功效：健脾固本、养血安胎。

适用于气虚、阳虚体质的孕妇，以脾肾两虚，气血不足患者为主。不适合痰湿、血瘀、气郁、湿热、阴虚者。

5. 安胎丸

药物组成：当归、川芎、黄芩、炒白芍、白术。

功效：养血安胎。

适用于气虚、血瘀体质的孕妇，以气虚夹瘀患者为主。不适合痰湿、阳虚、气郁、湿热、阴虚者。

6. 安子合剂

药物组成：炒续断、桑寄生、菟丝子、苎麻根、墨旱莲、炒黄芩、炒白术、太子参、钩藤、丹参、当归、炙甘草。

功效：滋阴清热，补肾和血安胎。

适用于抗心磷脂抗体阳性等免疫性流产阴虚质的孕妇，以阴虚血热夹瘀型患者为主。不适合气虚、阳虚者，也需要注意有没有脾胃虚弱的情况。

7. 温肾暖宫合剂

药物组成：炒白芍、炒怀山药、山萸肉、槲寄生、杜仲、菟丝子、苎麻根、太子参、炒白术、续断、鹿角霜、生黄芪。

功效：温肾健脾，固元暖宫。

适用于气虚、阳虚体质的孕妇，以脾肾两虚，偏阳虚型为主。不适合气郁、湿热、阴虚者。

若经过保胎治疗后，准妈妈的情况没有改善，反而加重，则有胎堕难留的可能，需要及时就医。

您属于中医的哪种体质？保胎时适合选择哪种中成药呢？如果您自己还不清楚，就来请教中医专家吧！

（刘音吟）

安胎中成药	A	B	C	D	E	F	G	H	I
固肾安胎丸	○	○	✓	✗	✗	✗	✗		
滋肾育胎丸		✓	✓	✗	✗	✗	✗	✗	
保胎灵		✓	✓	✗	✗	✗	✗	✗	
孕康口服液		✓	✓	✗	✗	✗	✗	✗	
安胎丸		✓	✗	✗	✗	✗	✓	✗	
安子合剂		✗	✗	✓	✗	✓	✓	✗	
温肾暖宫合剂		✓	✓	✗	✗	✗	✗	✗	

中医适宜技术保胎的辅助作用

现代医学将"中医适宜技术"称为"中医传统疗法""中医保健技能""中医特色疗法"或称为"中医民间疗法",是祖国传统医学的重要组成部分,其内容丰富、范围广泛、历史悠久,经过历代医家的不懈努力和探索,取得了巨大的成就。中医适宜技术的特点是简、便、效、廉,同时简、便、效、廉也是中医的精髓所在。

保胎的中医适宜技术通常是指安全有效、成本低廉、简便易学的中医药保胎技术。保胎适宜技术是以中医理论为基础,整体观念和辨证论治为原则,通过经络的联络作用,外与皮肤肌腠相接,内与五脏六腑相应,沟通表里上下,使人体气血流通,既可缩短疗程,又能提高保胎成功率,有益于母胎健康。

一、穴位贴敷

穴位贴敷疗法始见于《五十二病方》,是传统针灸与中药结合的综合性治疗手段。《灵枢·经脉》记载:"经脉者,所以能决死生,处百病,调虚实,不可不通。"说明各个腧穴都有其独特性,在临床上穴位贴敷通过经络刺激与药物作用,疏通经络气血,调理脏腑阴阳,从而达到预防和治疗疾病的目的。神阙穴位于脐中央,归属于任脉,有培元固本功效,神阙穴位贴敷可以补肾安胎。

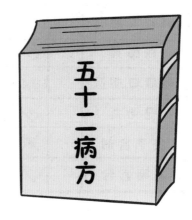

方法：取阿胶烊化，再将杜仲、补骨脂、艾叶、苎麻根焙干研细末后，加入阿胶中调匀，制成药膏备用。取适量药膏敷于患者穴位上，纱布盖好后用胶布固定，每日1次。治以调理冲任，理气养血，固摄安胎，适用于肾虚型胎漏、胎动不安。

二、针刺疗法

针灸作为中医药最传统、最常见的治疗方法，在预防和治疗疾病中广泛使用。"妊娠时能否针刺？"是大家普遍关心的问题。《脉经》记载："怀娠者，不可灸刺其经，必堕胎。"一般而言，对于怀孕三个月以内孕妇的小腹部、腰骶部位是严禁针刺的，三个月以后针刺这些部位也要慎用。对习惯性流产患者尽量不要针刺，同时全身的穴位包括合谷、三阴交、昆仑、至阴等特殊穴位也要慎用，所以给妊娠妇女选用针刺穴位时，需要具体情况具体分析。《医宗金鉴》谓："气血充实胎自安，冲任虚弱损胎元。暴怒房劳伤肝肾，疾病相干跌扑颠。"现代临床研究显示，恰当选穴针刺可以保胎，主要作用为改善临床症状，如腰腹痛及阴道流血等，提高孕期激素水平及免疫功能，缓解患者焦虑情绪及抑制宫缩等。

方法：针灸常取穴百会、内关、足三里、太溪、隐白等，以治疗肾虚型胎漏、胎动不安。穴位常规消毒，用0.25 mm×40 mm（1.5寸）的一次性无菌毫针快速直刺入皮下，深度为0.5～1.5寸，行平补平泻法，以得气为度，出针后再用清艾条灸太溪，阴道流血加用清艾条灸双侧隐白，留针30分钟，每天1次；连续治疗2周。百会穴为督脉经穴，百脉之会，具有提升阳气、升阳举陷、益气收摄的作用，又于阳中寓阴，能通达阴阳脉络，可调节阴阳平衡。内关穴属手厥阴心包经输，具有宁心安神、理气镇痛的作用，可以疏解压力，有助于

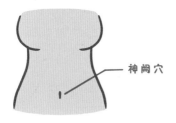
神阙穴

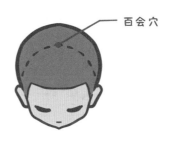
百会穴

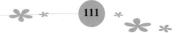

安神养胎。足三里为足阳明胃经的合穴，为强壮保健要穴，聚集胃脏精气，可调理气血、固本培元、缓急止痛。太溪为足少阴肾经输、原穴，具有滋阴益肾，温肾壮阳的作用。肾为先天之本，脾胃为后天之本，足三里与太溪配，可奏补脾益肾、益气安胎之功。隐白穴为足太阴脾经的井穴，脾能统血，至阴穴可健脾统血、补中益气、安胎止血。

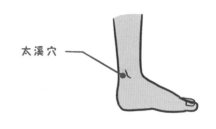

三、艾灸穴位

艾灸是建立在人体经络穴位的认识之上，点燃用艾叶制成的艾炷、艾条为主，熏烤人体的穴位以达到保健治病的一种自然疗法，所谓"针所不为，灸之所宜"。艾灸是利用温热刺激的方式，增强局部的血液循环，调整局部气血，将艾灸施于穴位，通过刺激穴位本身来激发经气，使经脉发挥其调整气血阴阳的功能。对于肾虚型胎漏、胎动不安患者，可选取双侧足三里穴、内关穴、命门穴，达到补益肾气、固摄精气。在距患

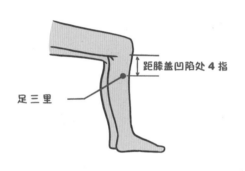

者穴位一寸处施灸，使患者感觉热度适中。其中足三里为调理脾胃、补中益气的重要穴位，艾灸本穴可以提高正气、调节体质；艾灸内关穴可以补充气血、宁心安神、理气止痛；命门穴为补益先天肾元的有效穴，本穴与肾脏相对应，对于肾虚流产患者可艾灸本穴来补益肾气、固摄精气。

胎位不正属中医学"倒产""横产""胎不正"范畴，中医认为，本病因为孕期妇女气血亏虚或气滞血瘀：气血亏虚不足以

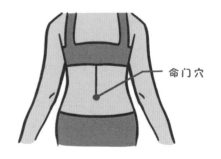

养胎则胎动无力；气滞血瘀阻碍胎儿血供而胎动不安。采用艾灸可以补气血，通经络，艾灸至阴穴治疗胎位不正在我国有着悠久的历史，北宋《太平圣惠方》即载有唐代医家张文仲采用艾灸至阴穴矫正胎位的经验："救妇人横产，先手出……灸妇人右脚小指尖三状，炷如小麦大，下火立产。"临床采用艾条温和灸至阴穴 30 分钟左右，每天 1 次，直至胎正为止。艾灸"温阳祛寒、疏通气血"的温通作用以及"鼓舞阳气、滋养阴血"的温补作用，是通过传导和渗透这种温热作用而推动阳气，使胎位转正。

四、耳穴埋豆

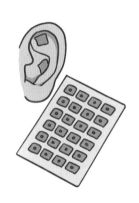

耳穴埋豆是依据针灸学基本理论发展起来的，又称"耳针"或"耳穴压豆"，作为中医传统疗法的重要组成部分，具有适应证广、疗效显著、应用方便、经济安全等优势，在临床得到广泛应用。耳穴埋豆具有疏通经络、运行气血、调节脏腑功能的作用。《灵枢·口问》有云："十二经通于耳""耳者，宗脉之所聚也"，认为耳穴与人体的经络系统、气血津液以及脏腑和形体官窍之间有密切的关系，通过刺激经络穴位，能使脑内抑制性神经递质分泌充足，从而促进大脑主动产生睡眠。现代医学研究也表明，耳郭是人体的全息穴位图，人体的组织器官在耳郭上的分布呈现出一个倒置的胎儿形状。耳朵是人体最灵敏的感觉器官之一，耳穴可以通过经络系统联人体的五脏六腑，维护其功能，疏导其情志，调畅其气血。大多数先兆流产的患者存在不同程度心理障碍，表现为紧张、烦躁、焦虑、抑郁等，情绪波动较大，对疾病的治疗和预后带来一定的负面影响。据此选用耳部穴位埋豆，如心、脾、肾、肝、神门、皮质下、交感神经、内分泌等耳穴。

方法：将黏有王不留行籽的胶布贴于穴位敏感点上，嘱患者每日晨起、午睡前 30 分钟、晚睡前 30 分钟，用拇指和食指对压按揉所埋穴位，每穴按压 120 ~ 150 次，每次单耳操作，双耳交替，手法由轻到重，以耳郭有微热、胀痛感为度，每 3 天更换 1 次，有脱落者及时补贴。通过调节大脑皮层活动机能，恢复机体气血阴阳平衡，达到宁心安神助眠之功效。另外，通过耳穴埋豆治疗，对患者本身也具有一定的心理暗示作用，可以帮助患者缓解心理压力，促进睡眠。

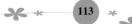

五、足浴疗法

人体是有机整体，而足部是人体缩影，人体各器官在足部均有相应反射区，故按摩足部可有效激活神经反射，从而调节人体代谢。中药足浴利用温热药水刺激足部相关反射区，药汁经皮吸收，并由经络传导，从而有效缓解先兆流产的腹痛腰酸，这对于提高分娩成功率、改善妊娠结局具有重要意义。药物组成：菟丝子、桑寄生、党参、杜仲、续断、白术、补骨脂、淫羊藿，加水 5 000 ml 煎煮，至水沸后放至适宜温度，浸泡双足 30 分钟，每晚睡前 1 次。方中菟丝子、杜仲补益肝肾，桑寄生益血通经，白术健脾益气安胎，党参、续断补肾健脾，补骨脂、淫羊藿补命门，强筋骨。全方共奏补益肝肾、固冲安胎之效。

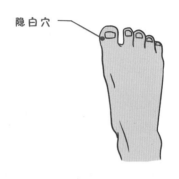

隐白穴

六、火龙罐疗法

火龙罐疗法源于民间古老的灸法，是一种接近自然的中医外治疗法，依靠激发机体的治愈能力以全面提升身体功能。该疗法融合了推拿、刮痧、艾灸疗法的功能，其中推拿通过按压患者经络，可发挥行气活血、疏通经络的作用；刮痧通过刮拭相应穴位，达到活血化瘀、驱除邪气、祛风散寒、通经止痛之效；艾灸通过艾条燃烧产生的药力和热力刺激，达到温阳补虚、驱寒除湿、消瘀散结等作用。妊娠剧吐中医叫"妊娠恶阻"，可引起体液丢失、电解质失衡及新陈代谢障碍，严重时可引起脱水、酸中毒，诱发 Wernicke 脑病等并发症。临床治疗妊娠恶阻，常采用膻中、巨阙、中脘、肺俞、膈俞、脾俞、胃俞行火龙罐疗法，可有效缓解恶心呕吐、胸闷心慌、胃部胀满等不适症状。

方法：患者仰卧位，暴露胸前区及胃脘部并涂抹按摩膏。将 3 个圆锥形艾炷（直径 18 mm、高 27 mm）置入中号火龙罐中，点燃艾炷。待其燃烧均匀后，医者双手捧罐，在患者胸前区及胃脘部皮肤上轻轻滑动，待患者适应后，以膻中、巨阙、中脘为中心向外辐射，来回推罐约 15 分钟。患者取坐位，暴露后背部皮肤并涂抹按摩膏，将火龙罐罐口外侧沿足太阳膀胱经来回推肺俞、膈俞、脾俞、胃俞，约 15 分钟，以皮肤红润、汗出为度。隔日 1 次，共治疗 2 次。火龙罐罐底有多个小孔，在罐内放置点燃的艾炷，随穴而灸，具有调和气血、温中散寒的作用。

七、拔罐疗法

拔罐是以罐为工具，利用燃烧、抽吸、蒸气等方法造成罐内负压，使罐吸附于体表腧穴的一定部位，以产生良性刺激，达到调整机体功能、防治疾病目的的外治方法。临床常用中脘拔火罐治疗恶阻。中脘穴隶属任脉，所谓任主胞胎。此外，中脘穴是胃经募穴，为腑之会穴，可通调腑气，和胃降逆，养血安胎。

方法：患者取仰卧位，四肢自然放松，手掌向上。确定中脘穴位置，用止血钳夹住 95% 酒精棉球，点燃后伸入中号玻璃罐内中段，旋转片刻，迅速退出，将罐扣在中脘穴部位，轻轻摇动罐体，检查火罐吸附是否牢固，留罐 10 ～ 15 分钟。并注意观察皮肤颜色和患者全身情况。拔罐可快速激发人体正气，促进气血运行，祛除外感风寒，调和营卫，使相应各脏腑气血功能得调，气血调，营卫顺，则外邪除，呕吐止。但对于气血不足之证，拔罐时勿过度用力，以防损伤正气。

以上中医适宜技术的具体应用，要在专业医生的指导下进行辅助安胎，如不当操作，也许会适得其反，望您谨慎哦！

（刘音吟）

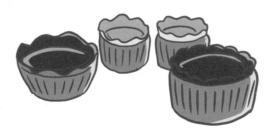

火龙罐疗法

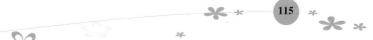

如何面对妊娠呕吐？

孕妈妈是这个世界上最伟大的人，她们的身体孕育着新的生命，随着胎儿一天天地长大，孕妈妈不同体质所表现出来的妊娠反应也不一样，其中妊娠呕吐极为常见。妊娠呕吐主要发生在妊娠 10 周以前，表现为持续性的恶心、呕吐，严重时会导致引起脱水、尿酮体升高，甚至酸中毒，这个时候就需要住院治疗了。

一、什么原因引起这些症状的呢？

研究表明，妊娠剧吐主要是由于血绒毛膜促性腺激素（HCG）升高、甲状腺功能改变而引发的，此外，精神过度紧张的孕妇也较易发生。妊娠剧吐，中医称为"恶阻"，因孕早期经血停闭，血聚胞宫，以养胎元，而冲脉气盛，夹肝胃之气和痰饮上逆，导致胃失和降，而致恶心呕吐。

二、该如何面对妊娠呕吐呢？

妊娠呕吐主要与精神因素密切相关，孕妈妈要保持心情舒畅，避免精神刺激。孕早期，由于孕妇存在不同程度的紧张、焦虑，以及过度兴奋等不良情绪，家属应该细心观察并且多多关照，平抚其不良情绪，同时要避免噪声对孕妈妈的影响，为孕妈妈和胎儿提供安静舒适的环境。

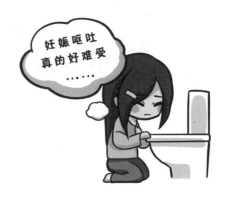

妊娠呕吐真的好难受……

除了精神情志调控外，饮食调节也是至关重要的。调整饮食不仅能够减轻孕妇呕吐

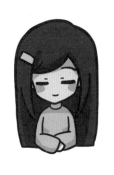

平静

的症状，同时还能为胎儿的生长发育提供充足的营养。孕妈妈即使没有食欲也要想办法进食，少量多餐，尽量避开容易发生呕吐的时间，在保证营养丰富的同时，多进食清淡、易于消化的食物，多吃新鲜的蔬菜和水果，避免进食油腻、高糖、高脂和刺激性的食物。不仅如此，我们还建议孕妈妈多饮水，以补充呕吐流失的水分，建议小口慢饮，避免大量饮入加重呕吐。另外，还可以在进食之前服用少许生姜汁，或生姜片搽舌，以避免呕吐。

如果孕妈妈出现频繁、严重的恶心呕吐，与妊娠前相比体重减轻 5% 以上，同时发生了新陈代谢障碍、水电解质紊乱的情况，就要紧急住院治疗啦。除了西医传统的营养支持和输液治疗以外，还可以选择口服中药，以及穴位贴敷、灸法等治疗。

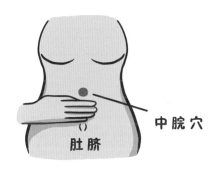

中脘穴

肚脐

中药古籍中有很多治疗恶阻的良方，如抑肝和胃饮、苏叶黄连汤、小半夏汤、橘皮竹茹汤等。穴位贴敷通过药物渗透皮肤，刺激穴位调和气血，达到健脾和胃、补肾安胎的作用。针灸、按摩主要选择内关、中脘、足三里等穴位，另外还可以选择耳穴压豆来治疗妊娠呕吐。孕妈妈也可以自行按摩内关、中脘等穴位以缓解症状。但症状严重时一定要及时就医。

（柳静）

内关穴

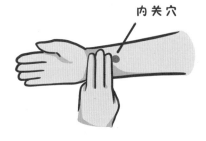

孕期中西药合用有禁忌吗？

　　孕期中药运用历史悠久，疗效显著，而中药的配伍禁忌，如相恶（如人参恶莱菔子）、相反相畏（如"十八反""十九畏"）等已被大家熟知，那么中药和西药的合用也存在禁忌吗？

　　人们通常认为中药药性平和而安全，与西药合用无不良反应。然而大量的临床实践证明，盲目地合用中西药，不仅可能发生拮抗、降低疗效，而且还可能增加其毒副作用，有时甚至会造成严重的不良后果。中西药联用要谨慎对待，应本着"患者至上，以人为本""有故无殒，亦无殒也""衰其大半而止"的治疗原则，倡导合理联用，杜绝不合理用药。

一、相恶

　　"相恶"是指两药合用致原有疗效降低，甚至丧失药效的配伍关系。现代药理研究发现甘草有肾上腺皮质激素样作用，可引起水钠潴留，临床不宜与降压药、利尿剂和降血糖药合用。神曲、麦芽、谷芽、稻芽中含有大量消化酶，忌与多西环素类抗生素合用，因为多西环素类抗生素可降低消化酶的活性，影响药效。含鞣质的中药如地榆、萹蓄、侧柏叶等，不宜与乳酶生、胰蛋白酶合用，亦不宜与麻黄素、维生素 B_1 等合用，因为鞣质可降低酶的活性，亦可影响麻黄素、维生素 B_1 的吸收，降低药效。细辛、川芎、附子、丹参忌与心得安（普萘洛尔）合用。细辛为钙离子慢通道激动剂，心得安可阻断其兴奋 β－肾上腺能受体的作用；川芎、附子的强心作用可被心得安拮抗；心得安有拮抗丹参扩张冠状动脉及支气管平滑肌的作用。刺蒺藜可促进肾上腺皮质激素的释放，故不宜与降

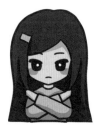

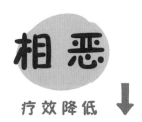

盲目合用　　　疗效降低

血糖药同服。芍药不宜与茶碱类药物合用，因为茶碱可降低芍药对肠道平滑肌的松弛作用。乌梅、山楂、五味子等酸性药物不宜与胃舒平（复方氢氧化铝）、氨茶碱、苏打等合用，避免发生酸碱中和反应，降低药效；乌梅可降低维生素 B_{12} 的生物利用度，二者不宜合用。桑白皮、枸杞子、独活、蜂蜜不宜与阿托品合用，阿托品可抑制桑白皮降压、扩血管和祛痰的作用，拮抗枸杞子、独活的降压作用以及蜂蜜的镇静作用。吴茱萸的降压及扩血管作用可被去甲肾上腺素、肾上腺素和苯海拉明所拮抗。红藤收缩血管作用可被酚妥拉明阻断。葛根、益母草可拮抗肾上腺素、异丙肾上腺素收缩血管的作用。石膏与溴苄胺，茯苓、茯神与咖啡因（兴奋中枢神经方面）等均有拮抗作用，故均不宜合用。

二、相反

"相反"是指两种药物合用，产生或加剧毒性反应的配伍关系。乌梅、山茱萸、山楂、五味子等含有丰富的有机酸，可使尿液酸化，不宜与磺胺类药物同服，否则易引起泌尿道磺胺结晶形成，出现尿闭和血尿等不良反应。枳实、麦芽忌与单胺氧化酶制剂如优降宁（帕吉林）、痢特灵（呋喃唑酮）、异烟肼、苯乙肼等合用，因为枳实、麦芽中均含有酪胺物质，在单胺氧化酶被抑制时，酪胺不能灭活，而产生酪胺反应，发生高血压危象。麻黄、桂枝、肉桂不宜与阿司匹林等药合用，否则可引起出汗过多，导致失水及周围循环衰竭等不良反应。麻黄还不宜与氨茶碱、强心苷合用，因为与氨茶碱合用可降低药物疗效，增加毒副反应 1～3 倍，与强心苷合用可增强心肌的兴奋性，使心率增快，甚至会导致心律失常。萹蓄、

 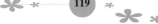

白茅根、金钱草、夏枯草和丝瓜络中含有丰富的钾盐，不宜与保钾利尿剂如安体舒通（螺内酯）、氨苯蝶啶合用，亦不宜与大量钾盐同时合用，否则易引起高血钾。厚朴不宜与链霉素、卡那霉素、多黏菌素合用，因为上述抗生素中含有箭毒样物质，长期合用，可产生呼吸抑制等不良反应。杏仁与酸性药物同服，可使氰化物增多，产生毒性反应；浙贝母有阿托品样作用，与阿托品合用有可能增加阿托品样毒性反应；藜芦与抗高血压药物合用，会引起血压不稳，导致不良反应，故不宜合用。

临床上，中西医结合治疗疾病已经越来越普遍，正确地认识中西药合用的相恶、相反，对提高疗效、避免不良反应的产生，保障药物合用的安全有效性至关重要。另外，中西药合用，无论药物间是否存在禁忌，服药时彼此都应间隔1～2小时，既可避免药物间化学反应的发生，产生拮抗或毒副相加作用，又可有效地延长血药浓度的维持时间，提高治疗效果。

中医、西医药物保胎各有其独到之处，根据患者的实际病情，灵活运用中西医疗法治疗，能更好地发挥各自的特点，中西互补，增强疗效，降低毒副反应，减少用药量，缩短疗程，从而能够提高保胎的成功率，更加有效地治疗妊娠病。

（刘音吟）

孕期不能吃哪些中药？

十月怀胎是个幸福而又"战战兢兢"的过程。聪明的准妈妈对孕期可能面临的各种疾病和紧急状况应做到心里有数，这样才能在和它们狭路相逢时冷静应对、科学处理。妊娠期这个特殊的生理时期，会引起一系列生理功能的改变，从而引起妊娠期药物代谢动力学的

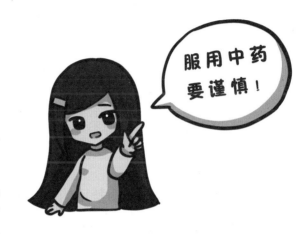

服用中药要谨慎！

改变，因此在用药成分、剂量等方面与非孕期存在差异。若妊娠期用药不合理，不仅会影响孕妇的生命健康，还会造成胎儿流产、畸形，甚至死亡。

中医讲究身体的养护要从全身的角度出发，正是这种观念，让准妈妈们在孕期治疗疾病时更青睐中医疗法。虽然普遍中草药副作用较小，但也并不意味着无害，正所谓："是药三分毒"，只要是服药，就会存在副作用的风险。《育婴家秘》中有明确的论述："凡孕妇无疾，不可服药。设有疾，只以和胎为主。"药物千万种，安全第一种，妊娠期各阶段用药都应严格遵照《药典》对药品的分类规定来使用。妊娠 1 ~ 3 个月为妊娠早期，此时胚胎处于各系统发育形成的时期，此期胚胎细胞对药物敏感性极高，所以临床用药时应严格遵照妊娠禁忌规定，禁止使用禁忌药物，尽量避免使用慎用药物。对妊娠早期合并症的治疗，应强调"中病即止"。妊娠中晚期胎儿部分器官或系统进一步发育，并逐渐发育成熟。对于中药的应用，此期虽无明确中药使用的妊娠毒性报道，但含

有妊娠期禁用的中药和中成药均不宜使用。妊娠晚期更应避免含有活血、利下、促子宫收缩等作用的中药和中成药。

一、传统中医妊娠期禁用的单味中药

在传统中医中就已经形成了妊娠禁忌的概念，意识到妇人怀孕之时，聚血养胎，选方用药须时刻固护胎元，凡峻下、滑利、祛瘀、破血、耗气、散气以及一切有毒药物都应慎用或禁用。根据药物对孕妇和胎儿危害程度的不同，将妊娠禁忌药分为禁用与慎用两大类。直接对胎儿造成伤害或死亡的药物，属禁用药，多系剧毒药，或药性作用峻猛之品及堕胎作用较强的药，如天南星、青礞石、禹白附、皂荚、珍珠母等。间接对胎儿造成损害导致胎动不安和胎漏等的药物，属慎用药，毒性较小，药性也较为缓和，但也有伤胎之弊，主要见于活血祛瘀药、行气药、攻下药、温里药中的部分药物，如三棱、莪术、附子、肉桂、牛膝等。当然，妊娠期慎用药在病情需要的情况下，可慎重选用，但须严格掌握剂量和疗程，遵"衰其大半而止"原则，以免伤胎动胎。

二、现代中医妊娠期禁用的中成药

随着医药学的发展，中药制药技术也相应提高，为方便患者服用，许多中成药被发明。由于中成药具有安全性较高、容易服用的优点，许多妊娠期患者考虑使用中成药保胎。中成药是否会引起流产？是否会对胎儿造成伤害？要考虑它的生殖毒性、遗传毒性和妊娠毒性等方面。

1.清热类：穿心莲片、片仔癀、牛黄解毒丸、败毒膏、犀黄丸、消炎解毒丸等，由于其药性猛烈容易导致流产被禁用。

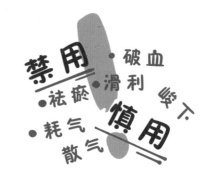

清热类	驱虫类
理气类	敛疮类
开窍类	理血类

2. 理气类：木香顺气丸、气滞胃痛冲剂、十香止痛丸、开胸顺气丸等，因为下气破气强和行气解郁力猛被禁用。

3. 开窍类：冠心苏合丸、安宫牛黄丸、行军散、苏冰滴丸等，因为这些中成药含有易致堕胎的麝香而被禁用。

4. 驱虫类：囊虫丸、化虫丸、驱虫片等，因其多攻伐且有毒易致胎儿畸形、孕妇流产而被禁用。

5. 敛疮类：祛腐生肌散、败毒膏、疮疡膏等，因其含有红花、大黄、当归，易致流产；百灵膏、百降丹、消核膏等，因药物含有剧毒成分，故孕妇禁用。

6. 理血类：小金丹、七厘散、云南白药、虎杖片、三七片、脑血栓宁等，因活血化瘀力太强，妊娠期禁用。

准妈妈们在服药前，记得看一下药物说明书。如果孕期发现服用了有损害性的中药或中成药，应当及时到医院就诊。医生会结合用药的种类、用药时的胎龄、药物剂量、用药的时间等综合分析，告知可能发生的风险，仍选择继续妊娠的准妈妈，需按照医嘱定期产检，必要时可进行产前诊断排除胎儿畸形的可能性。

（刘音吟）

您知道神奇的逐月分经养胎法吗？

你听说过中医逐月养胎的神奇方法吗？古代魏晋南北朝时期的北齐名医徐之才最早著有养胎专篇，阐述按月养胎的方法，叫《逐月养胎法》，记载了从妊娠一月到十月期间，每个月的养胎秘钥，分不同经脉滋养不同时期胎儿的形体，启迪胎儿的情志，告诉人们在怀孕的不同阶段需根据身体状况的变化，做出适合的调养护理，这一理论一直流传至今，可作为孕期保健的重要参考。

"一月始胎，二月始膏，三月始胞，四月形体立，五月能动，六月筋骨立，七月毛发生，八月脏腑具，九月谷气入胃，十月诸神备，日满即产也。"

孕一月："妊娠一月名胎胚，饮食精熟，酸羹受御，宜食大麦，毋腥辛，是谓才正，妊娠一月，足厥阴脉养，不可针灸其经"；"应寝必安静处，无令畏恐，饮食精熟"。

足厥阴肝经主养。肝经的功能是藏血，主疏泄情志、助脾胃消化，肝不耐疲劳，肝在味为酸。

饮食方面：要营养丰富，食物精熟，即煮熟煮透，适宜吃些酸性羹汤，酸能养肝，如大麦粥等，不宜多吃海腥发物和辛辣刺激之品。

作息方面：妊娠一月之时，胚芽萌发，要静卧养肝，保证肝血充足，不要从事重体力劳动，睡眠环境要安静，避免受到恐吓。

心理方面：要保持情志畅达，不能抑郁、焦虑、生气，亦不可大怒伤肝。足厥阴肝经穴位，不可针灸。

孕二月："妊娠二月名始膏，足少阳胆经主养""应居安静处，慎戒房事"。

胆经的功能与肝相似，可调节情志，疏泄胆汁以助消化，喜静恶燥。妊娠早期，胚膏刚刚形成，部分人开始出现早孕反应，如乏力、流涎、尿频、嗜睡、恶心呕吐等。

饮食方面：忌辛辣和有腥味的食物。

作息方面：住处环境必须保持安静，避免噪声干扰，不可同房。

心理方面：保持平和安宁的心态，避免遭受惊吓。

孕三月："妊娠三月名始胎，手厥阴心包经主养""孕妇应居必静坐，清虚和一，坐无邪席，立无偏倚，行无邪径，目无邪视，耳无邪听，口无邪言，心无邪念，无忘喜怒，无得思虑，如芬芳、恶秽臭，是谓外象而内感"。

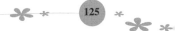

心包经的功能与心经相似，主血脉、主神志，心情愉悦，有助于脾胃运化。

饮食方面：饮食均衡、营养丰富，以清淡、少油腻、易消化为主；此时妊娠反应较重，如难以进食，需要及时就医。

作息方面：多看美好的图画和事物，清虚静坐，坐立行走要保持正确的姿势，避免躁动，孕三个月内是比较容易发生流产的时期，应避免激烈的活动。

心理方面：保持良好的心态，不要大喜大悲，也不要过度思虑，多接触美好的事物，始终保持精神愉悦，情绪稳定，不得有惊恐、忧思、郁怒等刺激。"外象而内感"的意思是说外界的事物对胎儿的发育有直接的影响，需要重视胎教。

孕四月："妊娠四月始受水精，以成其气，手少阳三焦经主养""应静形体，和心志，节饮食，洗浴远避寒暑"。

三焦经主管上、中、下三焦，五行为水，肾为水脏，主水液代谢。三焦经能养五脏、调气血、通水道。此期早孕反应已经消失，下腹部开始隆起，阴道分泌物明显增多，食欲旺盛，胎儿也进入快速生长期，母儿都需要充分的营养。

饮食方面：适宜喝鱼汤，食飞禽，补充营养丰富的汤水，主食以稻米为主，血糖高者可吃糙米饭；但营养过剩者，孕期体重控制也很重要，需适当节制饮食，预防妊娠糖尿病。

作息方面：调畅气机，呼吸均匀，静养形体，勿妄过劳，动作要轻柔和缓，避免洗浴时受凉。

心理方面：平和心志，养心安神。

孕五月："妊娠五月始受火精，以成血脉，足太阴脾经主养""应卧必晏起，洗浣衣服，深其居处，厚其衣裳，朝吸天光，以避寒殃。无大饥，无大饱，无劳倦"。

脾经主统血，主运化，为气血生化之源，脾性喜干恶燥。五行为火，心为火脏，火性炎上。此期腹部隆起，食欲增加，体重增加明显，子宫增大，挤压上腹部后会感到饱胀和消化不良。胎儿大量吸收营养，孕母最易发生贫血。

饮食方面：要增加营养，以米饭和馒头为主食，可喝牛羊肉汤，避免过饱和过饥，不宜吃甘肥油腻和香燥辛辣之品。

作息方面：必须保持充足的睡眠，早睡晚起，深居简出，注意避寒保暖，不可遭受风寒，孕妇衣服要勤换勤洗，适当沐浴阳光。

心理方面：性格温和，不宜发火，动火伤胎，易致阴道流血。

孕六月："妊娠六月始受金精，以成其筋，足阳明胃经主养""应身欲微劳，无得静处，出游于野，调五味，食甘美，无大饱"。

阳明胃经主受纳熟腐水谷精微此时，孕妇肚子越来越大，体重明显增加，乳房也比以前更大了，常感到背部、腰部疼痛，容易疲劳。

饮食方面：注意调换口味，适宜吃牛羊肉，补气血增气力，预防贫血。

作息方面：适当活动，可以从事一些轻体力劳动，并经常到室外走动，要注意劳逸结合，一则呼吸新鲜空气，二则使肢体舒展，气血流畅，有益胎儿发育，且肺气充则外表固，不易外感，亦有利于生产和产后恢复。

心理方面：保持心气平和，不宜动怒，避免焦虑、抑郁，避免悲伤等情绪。

孕七月："妊娠七月始受木精，以成其骨，手太阴肺经主养"。

手太阴肺经主一身之气，五行为金，肺为金脏，主一身之气，还能调节水液代谢，下输膀胱。此时准妈妈肚子感到很沉重，子宫越来越大，体形明显变化，常会出现小腿抽筋、后背和腰部疼痛等贫血、缺钙症状，也会发生便秘和痔疮，这个时期也是早产和妊高征的易发阶段，应按医生要求进行治疗。

饮食方面：营养丰富，以大米为主食，不吃寒凉食物。

作息方面：适当锻炼，做屈伸运动，活动四肢，舒畅气血，住处保持干燥，不宜泡澡，注意保暖，避免寒湿。

心理方面：保持情绪平和，情绪不可大起大落。

孕八月："妊娠八月始受土精，以成肤革，手阳明大肠经主养"。

手阳明大肠经与肺经互为表里，肺主皮毛，大肠主运化和传导食物、水液及残渣。大肠吸收的营养物质通过肺气的上输，营养发散到浅筋膜。此时孕妇肚子突出，身体沉重，行动困难，有时会出现浮肿。经休息后浮肿消退，属于正常情况；若浮肿仍不消退，就是异常现象。

饮食方面：饮食有节，不暴饮暴食，不可吃过于辛辣、油腻和重口味食物。

作息方面：行动要小心，避免过度疲劳，睡眠要充足，按时排便，有便意及时排解。

心理方面：安静调息，平和心气，调养气血。

孕九月："妊娠九月始受石精，以成皮毛，足少阴肾经主养""应饮醴食甘，缓带自持而待之"。

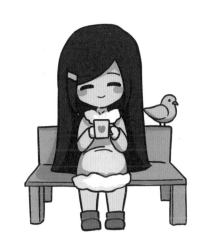

肾藏精，其华在发，肾精充足，则皮肤毛发生长旺盛。此时孕妇子宫继续增大，压迫心脏、胃，可引起气急、胃胀、食欲减退，人体重心明显前移。

饮食方面：应饭菜可口，调节食欲，少量多餐，并酌情吃一些坚果、黑芝麻等，摄取充足而富有营养的食物，以保证胎儿生长发育所需。

作息方面：适度运动，孕晚期胎火偏旺，穿衣忌过厚过热，要宽松舒适，衣带不宜束紧，住处温度适宜，保证充足睡眠。

心理方面：保持良好心态，对生产之事不必过度担心，定期产前检查，为生产做好准备。

孕十月："妊娠十月五脏俱备，六腑齐通，纳天地之气于丹田，故使人神皆备，但俟时而生，足太阳膀胱经主养"。

足太阳膀胱经位于背部督脉两旁，主人体一身之阳。十月怀胎，足太阳膀胱经与其他经络上下贯通。此时因为胎头入盆，压迫膀胱引起孕妈尿频症状，阴道分泌物也会增多，宫底下降，食欲也会增加，如出现不规则子宫收缩，即是临盆先兆，怀胎十月，瓜熟蒂落，择时一朝分娩。

以上是逐月分经养胎的主要原则，具体应用还当参考孕妇个体情况进行调节。

（许家莹、韩月）

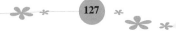

胎儿也有生物钟吗？

2017 年获诺贝尔生理学或医学奖的"生物钟"理论，表明人体生理变化与时间节律相关，当人体内部的生物钟和外界环境之间发生短暂不匹配时，生理健康就会受到一定影响，而"生物钟"能够及时调整人体生理状态，以适应日常生活中的各种环境变化。也就是说，人的生理活动与自然界时间过程具有周期性相适应的节律，这种节律性变化，称为人体内部的生物钟现象。

"生物钟"的变化规律与中医的阴阳学说密切相关。人体内的阴阳变化必须与人体外的阴阳变化相适应，维持内外阴阳平衡，才能使人的生理活动正常进行；如果这种平衡被破坏，人易产生疾病。中医认为，疾病均为阴阳失调所致，所以《内经》说："知其要者，一言而终。"

孕宝宝从受精卵开始发育，慢慢形成一个完整的胎儿，其中的细微变化，孕妈妈也许无法敏锐地察觉到，但是孕宝宝们却可以在肚子里感受到母体的变化：孕妈妈情绪的好坏、作息时间的长短等等。所以，孕妈们一定要保持良好的情绪和生活习惯，这样才能让孕宝宝们健康愉快地成长哦。那么腹中的孕宝宝们也有"生物钟"吗？

答案是肯定的，孕宝宝们也是将光线作为 24 小时生物钟的依据。当我们还在

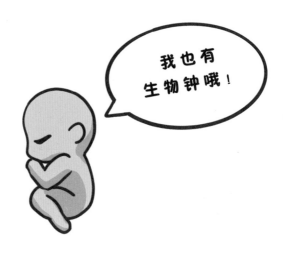

我也有生物钟哦！

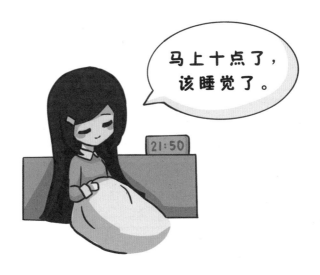

怀疑宝宝是否能够感知黑夜白昼的时候，科学家们就已经通过无数的实验证明：胎儿在 4 个月大的时候，内脏器官已基本发育完成，到 7 个月大的时候，大脑也开始运转了，这时胎儿已经过起了有规律的生活了。胎儿在孕妈妈腹中长到 34 周以后，就可以初步判断现在是黑夜还是白昼了，并且已经开始和母亲一起度过每天 24 小时的循环性规律生活了。也就是说，当准妈妈在夜晚处在过于明亮的环境中，胎儿也会随着母体而出现兴奋的状态。如果准妈妈喜欢熬夜，很晚才睡觉，第二天很晚起床，那么不仅准妈妈不能维持自身的"生物钟"正常运转，就连孕宝宝的"生物钟"也无法以 24 小时为周期正常运转。孕宝宝喜欢有规律的生活，生活不规律容易导致大脑、心脏、肝脏、肾脏等器官的功能紊乱，破坏阴阳平衡。孕育着生命的准妈妈们，负担重、消耗大、易疲劳，需充分睡眠以恢复精力，保持健康才能保证胎儿的正常发育。中医认为，白天为阳，夜晚为阴，阳时宜动，阴时宜静，因此，我们建议孕妇每晚最好 10 点前就寝，睡足 8～9 个小时，尤其是晚上 11 点到次日凌晨 4 点这段时间内，一定要保证最佳的睡眠质量，养成有规律的睡眠习惯，对于准妈妈和孕宝宝来说都是非常重要的。

（刘音吟）

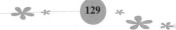

孕期的避孕、建卡方式

一、孕期的避孕方式

孕早期3个月和孕晚期3个月是妊娠不稳定期，在此期间不建议有性生活，孕中期可以有性生活，动作宜轻柔，不需要避孕。

二、孕期建小卡要求

孕期属于女性的一个特殊阶段，为帮助准妈妈了解胎儿情况，顺利度过孕期，安全分娩，方便观察孕期各个阶段的情况，一般要求孕妇建档立卡，即建立围产保健手册。建档立卡有两种，即小卡和大卡。建卡是为了帮助孕妇在怀孕之后，按照一定流程完成产检，有利于提醒孕妇在不同时期接受不同的检查，了解孕妇本身和胎儿的生长等情况。

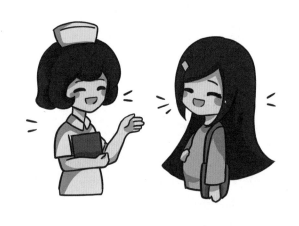

建小卡主要是在自己户口所在地或家庭所在辖区内妇幼保健所或社区医院。小卡一般由准妈妈自己保存。医生也会在卡上记录简单的孕期情况，比如孕周、宫高等。一般来说，小卡只是基本资料，在孕12周内要建好小卡。建小卡时要带身份证、结婚证、户口簿；建小卡需要做的检查包括：血常规、尿常规、肝

	时　间	地　点
小卡	孕12周内	户口所在地或家庭所在辖区内妇幼保健所或社区医院
大卡	孕20～22周	分娩所在医院

	携　带　证　件		
小卡	身份证	结婚证	户口簿
大卡	双证一卡　生育服务证明《孕产妇保健册》　怀孕以来的检查单		

肾功能，妇科检查及白带检查、梅毒筛查、血型、心电图等（可能各个地区有所区别）。建议准妈妈空腹前往，一般都需要抽血化验。

三、孕期建大卡要求

准妈妈在孕 20 ～ 22 周就要准备建大卡了，主要是为了了解胎儿发育的情况，为将来生产做好准备。所以准妈妈决定在哪家医院生孩子就在哪家医院建大卡。建大卡就是在医院办理保健手册，大多数医院建大卡需要预约，可咨询具体医院如何预约。

一般需要准备材料包括：双证一卡（身份证、结婚证、医保卡）；生育服务证明（原件＋复印件）；《孕产妇保健册》；怀孕以来的检查单（NT 报告、无创 DNA 报告、较早期 B 超报告）。

建大卡一般流程：

1. 挂号（一般需要网络预约）。

2. 候诊：在产科门诊室等候，门口护士会安排具体检查流程；测量血压、身高、体重。

3. 就诊：医生会询问相关情况，检查项目有：听胎心音、量腹围和妇科检查，另外还需要检查一系列项目，如血常规、肝肾功能、输血前筛查、尿常规、心电图、B 超等。

4. 回诊：检查报告出来后到医生处回诊，医生会预约下次检查的时间、学习班的课程和时间。

（许家莹）

孕期不宜吃什么食物？

怀孕期间饮食宜忌的总原则是：宜吃既清淡又富有营养的食物，忌生冷、辛辣、油腻、过甜的食物。但有一些特殊食物及饮料对胎儿发育是不利的，也应引起孕妈妈的注意哦！孕期具体不宜吃哪些食物呢？

螃蟹、甲鱼、薏米、山楂、芦荟、木耳菜等食物，过食容易导致流产，孕期内尽量不要吃。马齿苋和苋菜，有促进宫缩作用，早期妊娠当忌食，临产期宜食，有利于顺产。罐头食品少吃，因添加剂过多，营养少，且易影响胎儿的大脑发育。少吃动物肝脏，因为现代饲料中添加了过多的催肥剂，动物肝脏中含量很高，对胎儿发育危害较大，甚至会致畸。长期贮存的土豆生物碱含量高，可影响胎儿正常发育，导致胎儿畸形。要禁食杏仁，杏仁含有有毒物质氢氰酸，其毒性可透过胎盘影响胎儿。少吃油条，油条在制作过程中常添加明矾，明矾含铝，会影响胎儿智力发育。

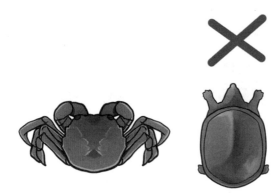

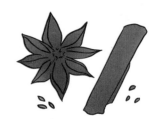

小茴香、八角、花椒、胡椒、桂皮、五香粉等辛辣香燥的热性调料，容易消耗肠道水分，造成便秘，用力排便易造成胎动不安、早产等后果。味精的主要成分是谷氨酸钠，血液中的锌与其结合后从尿中排出，摄入过多时会导致体内缺锌。腌制酸菜中含有亚硝胺，过量食入可导致胎儿畸变。

孕期饮浓茶，孕妇易患缺铁性贫血，影响胎儿营养物质的供应，同时还会加快孕妇心跳和排尿次数，加重心脏和肾脏负担，有损母体和胎儿的健康。孕妇也要尽量避免喝咖啡、可乐、含酒精类饮料，否则可能会引起胎儿发育不良。

（韩月）

孕期需要补充什么特殊营养？

怀孕期间身体会发生很多改变，包括新陈代谢、循环系统、血液系统、消化系统等。孕妈妈孕期应注意遵循以下营养原则：

孕期的第 3 ~ 6 个月，接受膳食指导，调整自身营养、健康状况和生活习惯。

孕前期应多摄入含叶酸食物，多摄入富含碳水化合物的谷类及水果，摄入含铁丰富的食物，补充维生素 C，每周至少摄入一次富含碘的海产品。

孕期的膳食原则应富含营养、少油腻、易消化，少食多餐。孕中期和孕末期的膳食均需相应增加摄食量，增加鱼、禽、蛋、瘦肉和奶类的摄入。

介绍完孕期营养准则，我们再来看一下孕期各种营养需求。

蛋白质是构成脑细胞及其他细胞的基本成分，是维持胎儿生命体征最基本的营养素。每日推荐摄入量为 75 ~ 108 g。蛋白质的主要来源有：鱼、瘦肉、家禽、蛋、奶或奶粉等动物蛋白；豆类、米、麦、坚果等植物蛋白。

脂肪有利于胎儿神经系统的发育。每日推荐摄入量为 60 g，注意不能摄入过量。脂肪的主要来源有：肥肉、动物油、豆油、菜油、花生油、芝麻、核桃等。烹调应以植物油为主，动物脂肪不宜摄入过多。

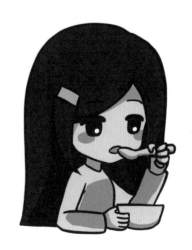

糖类是胎儿生长发育需要的主要能源物质。每日推荐摄入量

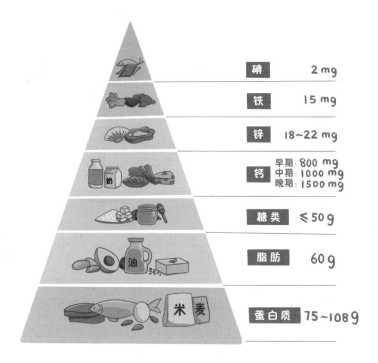

碘	2 mg
铁	15 mg
锌	18~22 mg
钙	早期：800 mg 中期：1000 mg 晚期：1500 mg
糖类	≤50 g
脂肪	60 g
蛋白质	75~108 g

为 50 g 以内，需要特别注意不能超标，过多摄入会引起高糖血症。

钙是形成胎儿骨骼和牙齿的关键物质。每日推荐摄入量为：妊娠早期 800 mg，妊娠中期（第 16 周起）1 000 mg，妊娠晚期（第 28 周起）1 500 mg。含钙食物主要有：奶、奶制品、虾皮、豆类、绿色蔬菜等。需要注意的是菠菜、茭白等含有较多草酸，与钙结合易形成草酸钙 / 磷酸钙，从而影响吸收，尽量避免同食。

铁是形成血红蛋白的必需物质，血红蛋白是红细胞的成分，胎儿血容量增加，依靠母体饮食中铁的补充。每日需要量 15 mg。含铁的主要食物有：动物肝脏、动物血、瘦肉、绿色蔬菜等。

锌有利于胎儿中枢神经系统的发育。每日推荐摄入量为 18 ～ 22 mg。含锌的主要食物有：贝壳类、海产品、瘦肉、干果等。

碘是食物中较少的微量元素，缺碘会导致胎儿先天智力不足。每日推荐摄入量 2 mg。含碘的主要食物有：海产品，缺碘地区可用碘化盐。

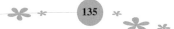

维生素是构成视觉细胞的感光物质，也是蛋白质合成的必要元素。脂溶性维生素包括维生素 A、维生素 D、维生素 E、维生素 K。含维生素 A 的主要食物有：动物肝脏、蛋黄等；含维生素 D 的主要食物有：深海鱼油、动物内脏、蛋黄等；含维生素 E 的主要食物有：大豆油、葵花籽油、橄榄油等；含维生素 K 的主要食物有：深绿色蔬菜，包括菠菜、韭菜等。水溶性维生素包括 B 族维生素和维生素 C。B 族维生素有 B$_1$、维生素 B$_2$、维生素 B$_{12}$、叶酸、烟酸、胆碱、生物素等，是新陈代谢过程中的多种辅酶，可维持代谢正常运转，同时增加食欲。含 B 族维生素的主要食物有：大米、小麦、豆类和深色蔬菜。维生素 C 能促进胎儿对铁的吸收，有利于免疫球蛋白的合成，增强机体的抵抗力。主要食物来源：新鲜水果、蔬菜。

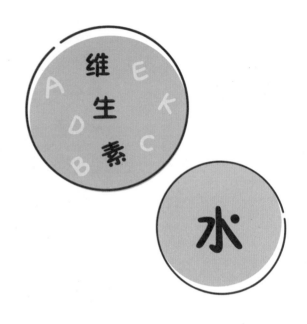

水占人体体重的 60%，是人体体液的主要成分，可以平衡体液电解质，调节体内各组织功能，维持正常的组织代谢，因此要养成及时补水的习惯。

（韩月）

孕期适宜运动吗？

　　随着时代的发展，孕期保健观念也同育儿观念一样，发生了巨大的变化。一方面，网络上到处是占据各大头条的明星孕期健身房锻炼直播，或怀孕 8 个月的准妈妈参加马拉松，或大秀肚皮舞；另一方面，生活中到处是"过来人"关于孕期不要多动、要静养的谆谆劝导。怀孕是否意味着要与运动告别？运动是否有利于孕宝生长发育和平安健康出生呢？到底是多运动好还是静养好呢？这是很多孕妈从怀孕之初就开始纠结的问题。

　　孕期适当的活动对于孕妇和胎儿都是极为重要的。中医认为，妇人妊娠赖血养胎，靠气护胎，适当的活动身体可以保证气血流通，筋骨坚固，且胎儿在孕妇腹中适应了运动的状态后，纵使孕妇稍有闪挫，也不至于造成堕胎小产。事实上，孕前、孕后均应注意保持适量的运动，不应久坐久卧，否则气血凝滞，将来易致难产。正如《幼幼集成》所说："盖妇人怀胎，血以养之，气以护之，宜常时微劳，令气血周流，胞胎活动。如久坐久卧，以致气不运行，血不流顺，胎也沉滞不活动，故令难产。"这段话阐释了劳逸适度对养胎护胎的重要性，即劳逸适度，则气血调和，胎元得护，易产；过

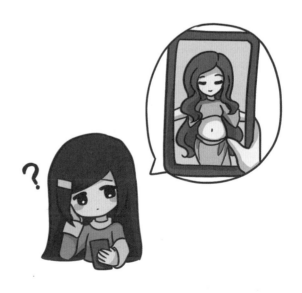

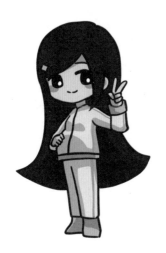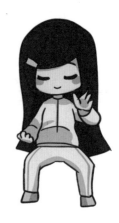

劳过逸对母儿都不利，过劳则伤气耗血，损及胎元，可引起流产、早产；过逸则气血运行不畅，纳呆食少，气血生化之源不足，而影响胎儿发育，或发生滞产、难产。中医胎教提出了很多行之有效的方法，比如"五月以前宜逸，五月以后宜劳""凡妊娠至临月，当安神定志，时常步履，不可多睡饱食"等，即要求孕妇在早期不宜太多劳累，尤其是素体脾肾两虚、气血不足、冲任不固的孕妇，在孕早期以静养为主，辅以简单的散步等活动，孕中晚期，可参加适量的劳动和户外锻炼，如"出游于野""劳身摇肢，无使定止，动作屈伸"等，促进气血流通，强壮母子，这样分娩时产程短，难产少。

对于想要运动的孕妈来说，运动前的热身是必要的，因为孕后体内的激素变化，身体的肌肉和关节部位都会变得松弛，做好运动前的热身准备，可以预防肌肉关节的拉伤或抽筋。此外，还需配备一些孕妇专用的运动服装和鞋袜，需宽松、柔软、透气、舒适，有利于运动时舒展肢体，还可避免运动后出汗着凉。孕妈也要选择空气清新、环境较好、适宜的天气去运动，最好是在早晨太阳升起后进行，尽量不要选择傍晚四点到七点，这个时间段空气质量相对较差，空气污染也较为严重。每次运动的时间应控制在 15 ～ 20 分钟左右，运动强度也不宜过大，尽量避开跳跃、仰卧、旋转等危险动作，防止运动强度过大，导致孕妈脏器扭转、破裂、呼吸困难，甚至出现危及母儿生命的情况。

适度的运动可使孕妇更健康，也可释放妊娠期的心理压力，缓解身心疲倦，可使孕程轻松，产程缩短。运动可为孕宝输送更多的营养，给孕宝提供舒适的安抚，促进孕宝健康发育；运动还可提升母子的免疫力，有利于抵抗外邪的入侵。

但孕妈在运动过程中若出现阴道流血或有液体渗漏、腹痛腰酸明显、呼吸不畅、心悸或胸痛、恶心呕吐，胎动过频或减少、视力模糊等情况，应立即停止运动，及时就医。

希望每位孕妈妈都拥有一个完美的孕期！

（刘音吟）

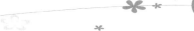

孕期如何选择服装？

孕妇形象是人世间最美丽的风景之一，她们的身体内正孕育着新的生命。随着宝宝在肚子里一天天长大，准妈妈的体形也在一天天变化，着装不仅要考虑美观大方，更要舒适安全、顺应四时。

一、首选纯棉，不宜合成纤维

中医学认为，孕后阴血下聚子宫以养胎，全身阴血则偏不足，阴虚易产生内热，俗称"产前一盆火"。孕妇体热，很容易出汗，所以孕妇装宜选择天然纤维材质的，有利于透气散热。纯棉面料的吸水性、透气性都非常好，穿着也很舒适，是孕妇装的首选，其次是亚麻面料的。准妈妈最好别穿纯合成纤维面料的孕妇装，其透气性和吸湿性都很差，而且还容易起静电。

二、色彩柔和，不宜过分鲜亮

柔和的色彩看起来让人觉得温馨舒适，穿上这类颜色的孕妇装可以起到调节孕妇心情的作用，让孕妈咪保持愉快的心情，也显得孕妇更有精神，对胎儿的发育更有利。早在《列女传》中就有记载胎教"乃有妊娠，目不视恶色"。米白色、浅灰色、粉红、苹果绿都是柔和的颜色。当孕妇怀孕至 7 个月以后，胎儿各器官逐步发育完善，出现明显而频繁的胎动时，孕妇对色彩的反应更加敏感。鲜艳的大红色和黑色甚至会引起血压升高，心率加快，产生兴奋、激动等心理反应，胎动会更加明显。

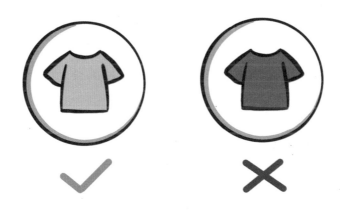

三、款式宽松，不宜紧身

怀孕前大部分女性的衣服不是紧身就是修身，但是怀孕后准妈妈选择的孕妇装一定要宽松。宽松的胸腹部、袖口都会让孕妇穿着舒适，不会压迫和挤压子宫、乳房。孕妇装最好选择开前襟或者肩部开扣的，特别是去医院检查时上衣和裤子最好分开，这样便于穿脱。

孕期乳房会变得比怀孕前大，为了防止乳房下垂，应该选择一款大小合适、罩杯较深、底部带硬托支撑的胸罩。胸罩的两条肩带要宽一点，以防双肩有紧绷感。

准妈妈的腹部是重点保护部位，一定不能让它受一点点委屈。所以，为了不妨碍血液循环，即使是怀孕初期，准妈妈也不宜选择三角紧身内裤、有收腹

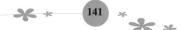

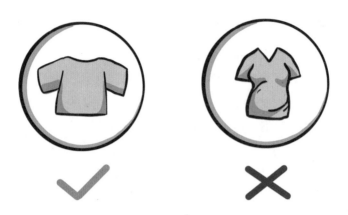

功能的内裤和腰部、大腿根相对较紧的内裤。可选择有一定的弹性的内裤，伸缩自如，以适应不断变大的腹部。新买来的衣服尤其是内衣一定要清洗并在阳光暴晒之后再穿用，这样可以减少接触有害染料的机会，被细菌侵害的可能也会低得多。

四、穿搭舒适，不宜繁琐

怀孕中期，胎体渐长，导致气机升降失调，水湿内停，有的孕妇开始腿肿、脚肿。如果在适宜的季节，可以穿孕妇裙，同时配一双弹力长筒袜，因为弹力袜有消除疲劳、防止脚踝肿胀和静脉曲张的作用。

怀孕中期，胎儿发育子宫体积增大，腹部重量及全身体重增加都很明显，人会不自觉地调整身体重心以维持平衡，而怀孕期间激素改变，会导致关节松动，使关节、足底的压力发生变化。到了孕晚期，很多准妈妈还会出现下肢浮肿的现象，脚的长度、宽度和体积，足弓形态都会发生改变。为适应体重和身体形态的改变，步态模式也伴随变化以维持身体的稳定性，应选购鞋跟较低、穿着舒适的鞋子。

羊皮或者棉布内衬的鞋子比较适合，这样脚汗可以很快被吸收。鞋码的选择，最好比以往穿的鞋大半码，因为孕妇的脚都会有一点儿浮肿，穿太紧不舒适。但是也不能买得太大，否则走路的时候不是很安全。

一般孕妇最好穿圆头的鞋子，这会比尖头的鞋子更加舒服，因为圆头的鞋子更能使脚趾得到舒展。一脚踩的鞋子对孕妇来说更好，因为随着孕肚越来越大，弯腰下蹲都特别地累，一脚踩的鞋子就不用弯腰去系鞋带或者拉拉链了。

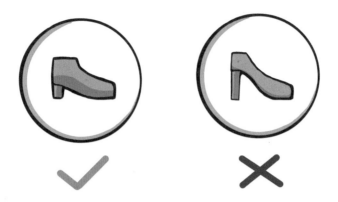

鞋后跟超过 4 厘米就不合适准妈妈穿了，但如果穿平跟鞋，重心落在后脚跟上，直立或行走的时间长了，腰和后脚跟又会疼。综合考虑，鞋子后跟的高度在 2 ～ 3 厘米的低跟或坡跟鞋是合适的选择。

选择鞋子还要注意季节性，夏季不要穿凉鞋凉拖，春秋季节注意鞋子要吸汗透气，冬季鞋子要保暖不能让脚受凉。

五、顺应四时，健康着装

准妈妈们可以根据自己的穿衣风格，本着"天人相应"的文化传统，根据自己的身体状态，顺应大自然四时节气的变化，选择适合自己的服饰。

春生万物，民间自古有"春捂"的说法。春季衣服要根据天气的变化和温度的提升慢慢减少，遵循"上薄下厚"的原则。《素问·四气调神大论》曰："春三月，此为发陈，天地俱生，万物以荣。"此时人体之阳气也应顺乎自然，向上向外疏发。春季服饰最好选择有利于舒缓形体、不要有束缚和紧迫感的式样；选择相对宽松的服装，衣带系结类也要偏向宽松，这样有利于人体阳气的运行；在服装面料的选择上，应柔软、温和、亲肤，尤其是贴身面料，不能对皮肤产生过大的摩擦力；在服装色彩上，宜选择与春天相呼应的颜色，如清新的淡绿色、浅黄色、杏粉色等春意盎然的颜色，适合在阳光明媚、百花盛开的春季穿着，心情愉悦，有利于春季人体阳气的升发。

夏季是阳气最为旺盛的季节，"无厌于日，使气得泄"，盛夏燥热，人体排汗较多，但现代人夏季往往都躲在空调房里，汗不能出，到秋季易受风寒而生病，正所谓"夏暑汗不出者，秋成风"。夏季阳气遍布在身体表面，服饰款式要宽松，面料要柔软、吸汗性强，在空调房间需要对人体胸背部进行保护，防止虚邪贼风侵袭。服饰的款式以简洁朴素为主，如衣摆、裙摆可加宽，利用斜裁的技巧使服装更飘逸凉爽。且宽松衣裤套装，轻薄型长风衣等，不仅宽松随意，还具有保护人体表面阳气和遮阳的效果，服饰中的遮阳帽、太阳镜、长手套等也是夏季出门时必不可少的装备。夏季服饰面料一定要透气性好、吸湿性好，不同质地的纺织品吸湿能力是不一样的，丝、棉、麻等天然纤维，都是最好的夏季面料，其中柔滑的丝绸亲肤性最佳。夏季服饰颜色最好是浅色的，如浅绿、奶白、米白等，既能吸热又能阻挡阳光中的紫外线。

秋季是阳气收敛、心神安定的季节，俗话说"春捂秋冻"，秋季的服饰不要太厚重，初秋适当穿少一些，受到冷空气的刺激，增强皮肤抗寒能力，使人体阳气得以蕴藏，有利于预防疾病。秋季衣着要因人而异，因环境而异，原则上以保暖舒适为宜。深秋时节，贴身衣服选柔软、轻薄的更舒适，中间一层可以穿蓬松一些的衣服来保暖，最外层则可穿防风的衣服，也可戴围巾、帽子、手套等，减少裸露部位的热量流失，以备冬令之需。古代秋季服饰提到了坎肩，即现代的马甲，侧重保护前胸和后背，还不妨碍四肢活动。秋季昼夜温差大，冷暖变化无常，容易遭受各种疾病的侵袭。衣着需选择贴身的款式，闭合腠理，收敛阳气。秋天干燥，不宜选择容易产生静电的化纤类面料，需选择柔软的纯棉、竹纤维、丝质类面料。秋季服装颜色以橙色、棕色、驼色、金色等为主的沉稳厚重的暖色调为宜。在全身色彩搭配上，最好是在相同色系或相邻色系中选择深浅搭配。秋季搭配的"饰物"，以秋季大自然的色调为主，如泥金、哑金、琥珀、玛瑙、铜色、贝壳、木质的饰物等，最好不要用银色系饰物。

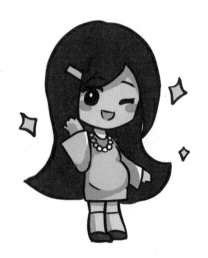

冬季需要封藏身体的阳气，勿让其外泄，否则春季就容易生病。在服饰的选择上，不仅要避免选择过于单薄的服装而受风寒，也要避免过于厚重而密不透气的服装，导致汗出而阳气过泄。冬季适宜选用棉类、羽绒、珊瑚绒、羊毛类服装，避寒保暖，使身体阳气得以蕴藏。 款式上更趋向于长而宽松且具有保暖效果的服装，如长款大衣、羽绒服、长裙、具有防护效果的工装、温暖的皮草外套等，穿着自由轻松，不必过紧裹住身体。冬季服装色彩的选择，内搭和外套的颜色都要考虑，像军绿色、焦糖色、藏青色、深紫色、驼色等，都可以作为主要颜色，其中黑白灰色系也可作为主色出现。

还可以搭配发夹、头箍、项链等配饰，做一个时尚美丽的准妈妈。孕妈妈们自己穿得漂亮，心情自然就好，良好的心态也更有利于宝宝的健康成长。

附：关于防辐射服

一、辐射无处不在

自然界中，任何温度高于绝对零度（−273℃）的物体都会产生辐射，也就是说，一切物体都会产生辐射，以热辐射或其他诸多形式产生，绝大多数并不会对人体产生危害。而自然界中的天然辐射分别来自太阳、宇宙射线及地壳中的放射性核素等，人类已经适应天然辐射的环境。

依照是否能使物质的原子或分子电离形成带电粒子（离子和电子）这一标准，辐射可以分为电离和非电离辐射两类。其中非电离辐射能量较低，如紫外线、可见光、微波、无线电波等，在日常生活中极为常见，包括低能量的电磁辐射，如我们身边的手机、电视、微波炉等。电离辐射则包括 α 粒子、β 粒子、质子、中子以及 X 射线、γ 射线等，在足够强度下会对人体造成伤害。其中粒子三兄弟 α、β、γ 是电离辐射中经常产生的三种粒子。α 粒子，穿透能力极弱，一张白纸就可以将它们挡住。β 粒子，需要厚一些的铝板才能让他们停下脚步。γ 射线，只有站在厚厚的混凝土墙后面才能免受高强度 γ 射线辐射的侵袭。

二、辐射对母儿健康的影响

近些年来电磁辐射对健康的影响受到了人们密切的关注，尤其是对子代的影响给孕期妇女带来了焦虑。有动物研究发现，小鼠胚胎植入前暴露于一定频率电磁场会引起胚胎ＤＮＡ损伤，致使流产率、死胎率和胎儿畸形率明显增加。

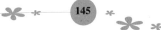

相关流行病学研究表明，出生缺陷组母亲孕期使用电磁炉、微波炉等设备的频率高于正常组。孕妇怀孕早期经常看电视和经常使用手机是否增加孕妇发生胚胎停育的相对危险性，尤其对有胚胎停育史的高危孕妇，目前存在争议，尚不能确定。

三、防辐射服的选择

以屏蔽日常生活所接触电磁辐射为主要功能的防辐射孕妇服，在孕妇服装市场备受青睐。目前市场上防辐射服款式繁多，种类多样，但关于防辐射服能否对孕妇和胎儿起到安全防护作用仍存在较大的争议，亦缺乏大样本的科学研究评价。

首先，我们来了解下防辐射服的电磁屏蔽原理。它是利用服装面料中金属纤维构成的环路产生感生电流，并由感生电流产生反向电磁场进行屏蔽。目前市场上常见的孕妇防辐射服均采用金属纤维混合织物制成，面料中含有导电金属纤维或导电银纤维。当面料导电性达到一定水平后，防辐射服的款式、结构对屏蔽效能的影响将更为重要。

如果一定要选择防辐射服，应选择小领口、长下摆的全防护款式（如长连衣裙等），避免宽松、大敞口的款式（如肚兜、吊带背心等），因其在多角度电磁入射环境下极有可能出现无屏蔽性甚至电磁辐射增强的情况。须做到科学选购，正确穿戴，防辐射服才能起到防护电磁辐射作用。

（柳静、许家莹、刘音吟）

孕期居住环境有讲究吗？

妇女妊娠之后，为孕妇创造一个适宜的居住环境，对孕育胎儿至关重要。处于美好的环境中，宝妈感受到舒适温馨，也会将此种感受传递给腹中的胎儿。那么，孕期如何为母子营造一个良好舒适的居住环境呢？

一、内环境

胎儿在母体的子宫内生长发育，居住的宫腔是个恒温的环境，对光线明暗的感知受外界昼夜节律的影响；声音有来自母体腹腔内肠蠕动产生的肠鸣音、脐带动脉的血流声、母亲活动的震动声等，也有来自外界的说话声、音乐或噪声等，胎儿生长在母体的内环境中，又不断接受母体外环境的各种刺激。1～4个月是胎儿的快速成长期，神经、循环及消化系统已经开始发育，眼睛、耳朵、肺等器官开始形成，这时也是胎儿手脚发育的重要时期，所以营造良好的宫内环境，能使胎儿感受到欢愉。胎儿在腹中需依赖母体脏腑精血营养而生长发育，孕妇的健康状况直接影响胎儿的发育为一生的健康打下基础。中医古籍《格致余论》中指出："与其求疗于有病之后，不若摄养于无疾之先；盖疾成而后药者，徒劳而已，是故已病而不治，所以为医家之怯；未病而

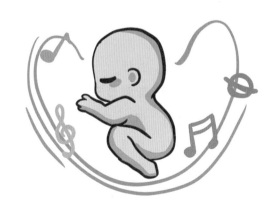

先治，所以明摄生之理。如是则思患而预防之者，何患之有哉？此圣人不治已病治未病之意也。"这是医家注重防病于未然的养生态度。因此在孕前就要注重养生保健，强身健体，孕期注重胎孕保健，孕妈要讲究饮食均衡，起居有节，心态平和，保证孕期宫内环境良好：气血充盛，营养丰富，羊水适中，光线柔和，声音悦耳，胎儿才能茁壮成长；若宫内环境不良，或保养不慎，则可致胎萎不长、妊娠流产、胎儿畸形及先天性疾患等。

二、外环境

中医胎教要求孕妇的房间环境以"简静"为主，应选择一个朝向比较好的房间，保持房间空气流通，阳光充沛，清洁卫生。房间装修材料尽量不用含甲醛等有毒有害物质，装修污染会对母婴生殖健康造成极大伤害。房间周围也要避免噪声污染，不宜播放高频音乐，要保持安静环境，才有利于母婴休息。房间不宜油烟浓度过大，也不宜主动或被动吸烟，烟雾中的尼古丁、焦油等会直接影响孕妇健康及胎儿发育。不宜用塑料容器加热食品，孕期避免接触有毒有害的化学用品或药品，减少家庭杀虫剂、洗涤剂的用量，蔬菜、水果食用前要反复清洗，避免使用含有"环境内分泌干扰物（EEDs）"的化妆品等，因EEDs可通过干扰体内雌孕激素、雄激素、甲状腺激素和儿茶酚胺等，影响孕妇的内分泌功能，甚至导致胎儿畸形。

因此，胎儿的身心、智能的健康发育，需要一个良好的宫内环境，而良好宫内环境的营造，又需要良好的外部环境。希望每一位孕妈都能带着你的"孕宝"去充分感知和享受内外环境的美好。

☒ 甲醛
☒ 高频音乐
☒ 烟
☒ 有毒有害
化学物质

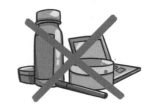

含有"环境内分泌干扰物"
（EEDS）的化妆品

（刘音吟）

孕期如何保持好心情？

情绪是一种复杂的心理现象，孕妈妈的一举一动，都会对胎儿的身心健康产生影响。自从宝宝进入母体子宫"定居"，便与孕妈相依为命，直到宝宝降临人间，在这十个月漫长的孕期里，孕妈妈的子宫好比是宝宝的天堂，宝宝不仅享受着优越的物质生活，还享受着丰富的精神生活。古代中医十分重视孕妇情志的调养，提出"胎前静养，乃第一妙法"，此处之静，指心中宁静安详，不为外界纷杂情绪所干扰，时刻保持内心平和。气调则胎安，气逆则胎病，调畅气机，是养胎一大要法。对于调气，《叶氏女科证治》中指出："不校是非，则气不伤矣；不争得失，则神不劳矣；心无妒忌，则血自充矣；情无淫荡，则精自足矣。安闲宁静，即是胎教。"孕妇在孕期能保持内心安定，精神安详，则心平气和，肝气畅达，脾气充足，就能更好地养胎保真。

怎样调节并控制自己的情绪，是孕妈们都要了解的知识。当面对不愉快的事，如何放宽心思，学会用平常心去解决问题，是需要下功夫的。

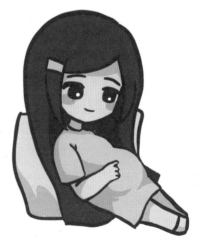

一、"七情""喜怒"母子相应

宋代医书《三因极一病证方论·七气叙论》中将情志致病的因素归纳为喜、怒、忧、思、悲、恐、惊七气，又叫"七情"。

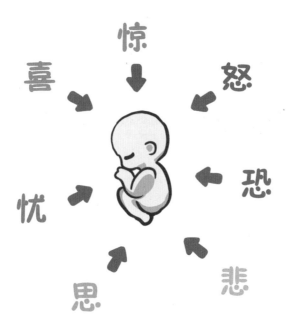

惊 怒 恐 悲 思 忧 喜

万全在《万氏家传妇人秘科》中指出："古有胎教……盖过喜则伤心而气散，怒则伤肝而气上，思则伤脾而气郁，忧则伤肺而气结，恐则伤肾而气下。母气既伤，子气应之，未有不伤者。其母伤则胎易堕"。"孕借母气以生，呼吸相通，喜怒相应，一有偏奇，即致子疾"。现代研究表明，母亲的情绪直接影响内分泌的变化，而内分泌产物又经血液流到胎儿体内，使胎儿受到或优或劣的影响。你也许会认为胎儿一直是在子宫中睡觉，其实胎儿有时睡觉，更多的时间在动，如游泳、咬手指、撒尿、听父母的谈话等等。和谐优美、恬静舒适的情绪会使胎儿"感到"安全愉快，促进胎儿的发育；吵架发怒等不良情绪，若被胎儿"窃听"，可引起胎儿的"忧虑"和"沮丧"。准妈妈和胎儿心心相印，准妈妈的情绪会直接把喜、怒、哀、乐等信息传达给胎儿，对胎儿的发育影响很大。

《丹溪心法·六郁》言："人身诸病，多生于郁"，并指出以气郁为先。肝属木，主升发，情志不畅最易伤肝，肝失疏泄而产生郁证。肝藏血、主疏泄，肝的功能主导着女子经、孕、产、乳。肝气郁结，则气血不和，五脏不安，必然会对胚胎发育产生影响。肝气郁结最先影响脾胃的正常运化，出现肝脾不调、肝胃不和等证。肝气郁结日久，气郁化火，进而耗伤阴血，阴血不足，则不能濡养胚胎，影响胚胎发育。肝气不畅也可影响肾气肾阳的敷布温煦，不能下通胞宫，胎失所养，则胎萎不长。

二、顺应四时养神定志

《黄帝内经》认为，人的精神情志应和四季的阴阳消长相一致，达到"天人合一"。如《素问·四气调神大论》认为，夏季是天地气交，阳气蒸泄，万物欣欣向荣的季节，孕妈妈应情绪宣泄，兴趣浓厚，"使志无怒""使气得泄""所爱在外"，以适应夏季养生之道；秋季是阳气收敛，阴气上升，天地清静、肃杀的季节，孕妈妈应"收敛神气""无外其志"，以适应秋季的养收之道。

三、情绪胎教母乐子安

为了使出生后的宝宝身心健康，孕妈妈在整个孕期都要保持良好的心理状态。保障孕期母儿心理健康的重要方法，是以母亲修养的不断提高，由女人向母亲角色转变过程中内心品质的提升，达到母仪胎儿的目的。情绪胎教决定着母子关系的和谐与否，情绪胎教也体现着父母之爱，要求父亲也进入胎教状态，情绪胎教的成功，是父母良好情绪结合的结果，准爸爸在孕妈怀孕的时候，也要随时让妻子保持心情愉快哦！

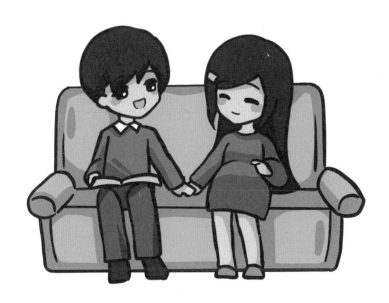

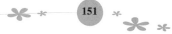

孕妈们如何管理自己的孕期情绪，避免让不良情绪找上门呢？孕妈妈可以尝试着将自己消极的情绪发泄出来，然后生成新的积极情绪，尽量使自己的情绪处于放松状态。很多时候孕妇的情绪波动起伏较大，最好不要憋在心里，可以适当发泄出来，家人要给予理解与关爱；孕妈妈也可以将自己的情绪问题记录下来，等以后回过头来看的时候就会发现其实都不是大问题，是可以自我调整的，如果情绪实在得不到缓解，孕妇可以试着做一些比较柔和的运动，运动不仅可以舒缓孕妇的情绪，也可以帮助孕妇强身健体，更有利于孩子的发育。

　　孕育孩子是一件很伟大的的事，也是一件有难度的事，需要一家人共同努力。一个心境平和、情绪稳定和一个心情紧张、情绪躁动的母亲，孕育的胎儿完全生活在两种截然不同的胎教环境里，对胎儿生长、发育的影响大相径庭。孕妈妈如果能加强自身修养，学会自我心理调节，善于控制和缓解不良情绪，始终保持稳定、乐观、良好的心境，就会使您的宝宝健康成长。反之则可能导致胚胎发育不良，甚而流产或胎儿畸形等。希望每一位准妈妈、准爸爸都能通过健康的情绪胎教让您的宝宝茁壮成长。

（刘音吟）

孕期如何胎教？

孕妇的精神状态会直接影响胎儿的正常发育，中医认为胎教的实质是让孕妇保持良好的精神状态和健康的体魄，以外感而内应。"外象内感"是中医关于胎教的重要理论，即子在胎内，随母听闻。巢元方在《诸病源候论》中记载："欲子美好，宜佩白玉；欲子贤能，宜看诗书，是谓外象而内感者也。"

妊娠期间孕妇应重视以下几个方面：合理营养、调和情志、谨避寒暑、适度劳逸、审施药治、节制性欲。

一、孕妇应注意饮食营养

胎儿在母亲腹中，全赖母体气血供养，而母体气血的充足，又赖以水谷精微的摄入。孕妇的饮食应当营养丰富而易于消化，宜清淡，不宜膏粱厚味、煎炙辛辣。《逐月养胎方》中全面阐述了妊娠期合理饮食的要点：妊娠初期，应"饮食精熟，酸美受御，宜食大麦，毋食腥辛"，受孕4月后，"食宜稻粳，羹宜鱼雁，是谓盛血气，以通耳目，以行经络"，受孕6月后，"食宜鸷鸟猛兽之肉，是谓变腠理纫筋，以养其力，以坚其脊"。另外还拟定了妊娠1～9月期间的养胎良方：乌雌鸡汤、艾叶汤、

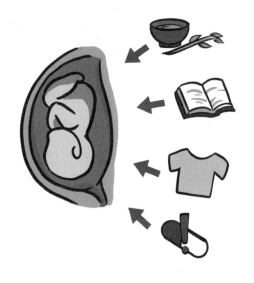

雄鸡汤、菊花汤、阿胶汤、麦门冬汤、葱白汤、芍药汤、半夏汤。古代中医养胎可谓用心良苦！

二、孕期应保持稳定情绪

孕期应保持稳定情绪，积极乐观，修身养性。《烈女传·胎教论》云"目不视恶色，耳不听淫声"。孕妇要提高自身的文化素养，避免精神紧张、烦躁、焦虑等不良情绪，多在环境优美、空气清新处活动。

三、孕期不可太逸太劳

孕期"不可太逸，逸则气滞，不可太劳，劳则气衰"。孕期要适当活动以利气血调畅，过于劳累则耗伤气血，精神疲惫，过于安逸则气血运行不畅，脾胃运化呆滞，纳谷欠馨。无论过逸还是过劳，都不利于胎儿成长。运动方式和运动量的选择，各个孕期的侧重点也有所不同。

四、孕妇应顺应四时气候更替

随着季节交替而适应寒温变化，不宜烈日暴晒，或淋雨涉水，慎防外邪侵袭。衣着也应宽大适体，腰带不宜过紧，以免气血流通不畅，影响胎儿发育。

五、孕期用药要谨慎

孕期用药应格外注意，无病不可乱服药，即使孕期患病，也应避免峻猛、滑利、逐瘀、破血、耗气、散气及一切有毒药物，妊娠期针刺也应慎重，应避免腹部针刺。

六、孕期房事不节易流产

孕期房事不节易引起流产。历代医家把孕期节欲、绝欲当作养胎护胎的第一要务，主张孕妇与丈夫分床寝居，孕后应禁房事，尤其是孕3月前和孕7月后。

（陈聪）

孕期感冒发热能吃药吗？

当天气变化或人体抵抗力下降时，孕妇较易感受风热、风寒、暑湿等外邪，出现恶寒、发热、咽痛、咳嗽等感冒症状。孕妇感冒发热体温不超过 38.5℃时，建议多饮温水，多排尿解毒，在条件允许的情况下，尽早服用解表祛邪的中药，避免邪气入里，影响胎儿的发育。若体温较高时，则需要物理降温，或少量口服解热镇痛药；若邪气入里，则需要加用清肺

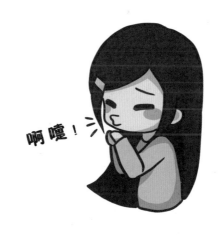

啊嚏！

化痰、燥湿健脾或解暑泄热等中药；如有明显细菌性感染，则要加用抗生素类西药治疗。

固有的观念认为，在怀孕期间吃药可能会影响胎儿智力或身体发育，其实病毒、细菌感染对胎儿造成的伤害，往往高于药物的副作用，所以建议孕妇及时应用安全的药物，去除病毒或细菌，避免胎儿宫内感染。

新型冠状病毒感染期间，孕妇出现感冒症状，应首先做核酸或抗原检测，以排除新冠病毒感染，若有感染，应积极对症治疗。如不幸患上病毒性肺炎，咳嗽咳痰严重者，可适当用糖皮质激素雾化；咽痛者，可口服板蓝根、清咽含片等清热中药；乏力出汗者，可适当口服玉屏风散、芪参固表颗粒等益气扶正、固表敛汗的中药。同时密切监测胎儿发育情况，若调理得当，仍能顺利妊娠。

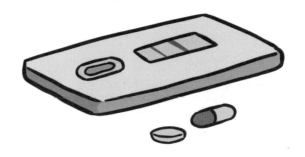

此外，还要保持孕妇居室空气清新，温度适宜，适时开窗；随时保持手卫生和口鼻清洁，勤洗手，勤换衣；并保证饮食营养均衡，荤素合理搭配，防止病毒有隙可乘。

如发现确因病毒感染影响了胎儿发育，要及时终止妊娠。

（陈聪）

孕期皮肤过敏怎么办？

很多孕妈妈在怀孕期间可能会出现皮肤过敏，虽然并不十分严重，但因过敏带来的皮肤瘙痒、红肿、疼痛等症状会影响孕期的心情。皮肤过敏多与环境、气候、年龄、食物、化妆品等相关。妊娠期间，孕妈妈应该照顾好自己，特别是在容易出现过敏的春秋之际，应主动避开生活中可能存在的过敏原，提高机体免疫功能。

一、皮肤过敏的类型

1. **干性皮肤过敏**：无论什么季节，皮肤总是干燥粗糙。涂乳液的时候会有一点刺痛、发痒，有时还会发红。有这些症状属于干性皮肤过敏。皮肤过敏的原因是皮肤干燥，导致防御功能下降。

2. **油性皮肤过敏**：脸上容易出现痘痘和小颗粒，引起红肿发炎，甚至脸颊等部位也会长痘痘。有这些症状属于油性皮肤过敏。原因是附着的皮脂过多，水分不足，导致皮肤保护功能下降。

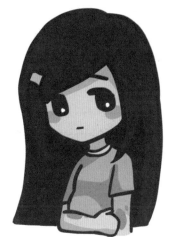

3. **压力性皮肤过敏**：在季节交替或经前，只要睡眠不足或者压力过大，皮肤就会变得干燥，化妆品和护肤品会变得不适用。有这些症状属于压力性皮肤过敏。原因在于各种外界刺激导致内分泌紊乱。

4．永久性皮肤过敏：过敏性皮炎或日晒、香料、色素等异常敏感的特定刺激物，会引起皮肤永久性过敏反应，如果还是按照自己日常的保养方法护肤，会加重病情。

二、如何预防孕期皮肤过敏

1．饮食要均衡：皮肤过敏的孕妇需要注意饮食和营养的均衡摄入，多吃水果和蔬菜，少吃鱼虾、牛羊肉和甘肥油腻、辛辣刺激的食物，减少油炸食物的摄入。

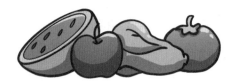

2．皮肤要滋润：皮肤缺水时，容易干燥、瘙痒、敏感，甚至出现干裂、细纹。当皮肤细胞丰富湿润时，皮肤的抵抗力和免疫力就会增强，所以孕妇要注意保湿护肤。

3．减少去角质：孕妇去角质可以保证皮肤更好地吸收护肤品的营养成分，但是过度去角质会损伤皮肤底层，导致皮肤变薄，抵抗力下降，抗过敏能力下降。

4．充分补水：随着气候和环境的变化，孕妇应该每天多喝汤水。白开水或蜂蜜水都是不错的选择。只有体内水分充足，皮肤才会更加滋润，抗过敏能力才会增强。

三、孕期皮肤过敏应对小妙招

1．勿要抓挠：皮肤瘙痒的时候切记不要抓挠，因为抓挠后痒的范围可能会扩大，造成恶性循环，增加过敏复发概率。

2．避免用热水和肥皂清洗：如果皮肤瘙痒的厉害，不能使用过热的水或肥皂清洗，可以用温水或冷毛巾适当敷一下局部，可以缓解症状。

3.保持心情舒畅：中医认为"诸痛痒疮，皆属于心"，瘙痒与精神情志因素密切相关，因此孕期要保持良好的心态，克服急躁、焦虑等不良情绪，保证充足的睡眠。

4.谨遵医嘱用药：孕妇如果过敏症状严重，最好去皮肤科就诊，可在医生的指导下使用抗过敏药物，或用医生推荐的护肤产品，不要擅自随意用药，以免影响胎儿发育。

（郭红玉）

孕期宫颈息肉怎么处理？

　　孕期发现宫颈息肉，需要结合孕周及息肉大小、有无引起临床症状等，进行综合判断。息肉摘除手术范围虽不大，但孕期手术有诱发宫缩和感染的可能，需慎重。

　　孕早期：此时胚胎发育不稳定，摘除息肉可能会诱发宫缩导致流产，应慎重选择手术治疗，若无明显症状，可暂时观察，定期复查；如果息肉较大，且引起出血等症状，可在孕中期考虑手术摘除息肉。

　　孕中晚期：此期发现较小的息肉，无临床症状的情况下，一般不会影响自然分娩，分娩时息肉有自行脱落的可能性，可以暂时观察，或产后再行手术摘除息肉；如果息肉多发，体积较大，尤其是频繁出血，或出血量较多，可以手术摘除。术后建议卧床休息，避免过度活动，以免并发症的发生。

　　由于宫颈息肉是以分泌物增多、呈血性为主要表现，故在中医上多属"赤

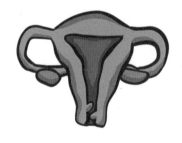

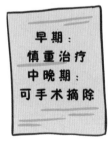

早期：
慎重治疗
中晚期：
可手术摘除

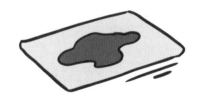

带"范畴。《妇科指南》说："带下形如红液者，名曰赤带。"赤带的发生主要是脾虚湿盛，湿热之邪，侵犯下焦，伤及血分所致，病程日久，又会损伤肾阴，从而形成湿热兼有阴虚的病理特点。实证用清热利湿法，虚证用健脾补肾，滋阴清利法。孕期如有宫颈息肉，因养胎之故，不建议口服清利之剂，但需避免房事，注意保持外阴清洁，可采用清热利湿的中药煎剂清洗外阴。孕期忌食辛辣刺激性的食物和饮料，如生姜、生葱、辣椒、花椒、白酒等；忌食温热食物，如桂圆、红枣等。饮食宜清淡，多食用蛋白质丰富的食物（如瘦肉、鸡蛋等），多吃蔬菜水果（如菠菜、白菜、冬瓜、苹果、橙子等）。

为了防止孕期宫颈息肉的发生，建议孕前进行宫颈检查，做到早发现、早治疗，未雨绸缪。

（陈聪）

孕期检查有子宫肌瘤怎么办？

　　生活中很多女性属于意外怀孕，往往在孕期检查时，才发现患有子宫肌瘤。子宫肌瘤是一种常见的良性肿瘤，主要由子宫平滑肌细胞及少量肌纤维组织所形成。属于中医"妇人癥瘕"范畴，又称"石瘕"，如《灵枢》说："癥瘕生于胞中，寒气客于子门，子门闭塞，气不得通，恶血当泻不泻，衃以留止，日以增大，状如怀子，月事不以时下……"，其病因病机可归纳为气滞血瘀、痰湿瘀结、肾虚血瘀。《金匮要略·妇人妊娠病脉证并治》篇曰："妇人宿有癥病，经断未及三月而得漏下不止。胎动在脐上者，为癥痼害。妊娠六月动者，前三月经水利时，胎也，下血者，后断三月衃也；所以血不止者，其癥不去故也，当下其癥，桂枝茯苓丸主之。"

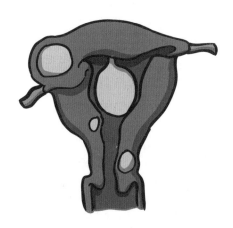

妊娠期间，如果发现合并子宫肌瘤，绝大部分情况无需特殊处理，但需要密切关注，定期 B 超监测肌瘤大小的变化及与胎盘的位置关系，一旦出现紧急情况，需及时就诊，以免耽误病情，影响胎儿和孕妇的身体健康。

一、妊娠合并子宫肌瘤的西医治疗

1. 当出现宫缩痛及早产倾向时，需卧床休息，必要时应用宫缩抑制剂、镇静剂和止痛剂。

2. 孕期肌瘤疼痛综合征是妊娠合并肌瘤最常见并发症，包括肌瘤红色变性、无菌性坏死及恶变等。出现肌瘤红色变性时，首选保守治疗，应用抗生素预防感染。

3. 以下情况需手术处理：①肌瘤红色变性保守治疗无效；②浆膜下子宫肌瘤发生蒂扭转，继发感染；③肌瘤压迫邻近器官出现严重症状；④肌瘤短期增长迅速，高度怀疑恶变。术前医生会与孕妇及家属充分沟通，告知孕期手术的相关风险。手术宜在

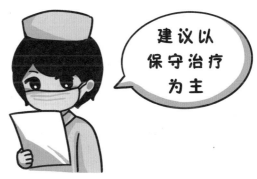

孕 24 周前进行，并根据孕妇及胎儿情况决定是否终止妊娠。术后给予宫缩抑制剂和抗生素，加强对胎儿的宫内监护。

二、妊娠合并子宫肌瘤的中医治疗

中医药安胎着重整体调治，但对于妊娠合并子宫肌瘤者，用药不可过于攻伐，以免伤胎动胎。中医主张遵循"治病与安胎并举""衰其大半而止"的原则，"有故无殒，亦无殒也"，妊娠期间以补肾健脾安胎为主，根据患者肌瘤大小、位置、症状适当加入理气和血散结中药，但避免使用破血逐瘀重剂，如乳香、没药、三棱、莪术等，多以寿胎丸＋胎元饮为主方，配伍小剂量丹参、当归、川芎等短期应用，攻补兼施，固护胎元。

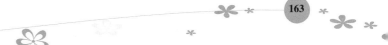

三、妊娠合并子宫肌瘤的饮食宜忌

1.宜：多吃五谷杂粮，如玉米、豆类等，常吃营养丰富的干果类食物，如花生、芝麻等。维持低脂茶饭，多吃瘦肉、鸡肉、鸡蛋、鹌鹑蛋、鲫鱼、甲鱼、白鱼，以及白菜、芦笋、芹菜、菠菜、黄瓜、冬瓜、香菇等蔬菜和豆腐、海带、紫菜、水果等。子宫肌瘤患者可多吃一些海藻类食物，如紫菜、海带、海白菜、裙带菜等，海藻含矿物质最多，如钙、铁、钠、镁、磷、碘等。现代科学认为，海藻食品可有效调节血液酸碱度，避免体内碱性元素（钙、锌）被酸性中和而过多消耗。

2.忌：茶饭宜清淡，不宜食羊肉、狗肉、虾、蟹、鳗鱼、咸鱼等发物；忌食辣椒、花椒、生葱、生蒜、酒类、冰冻等辛辣刺激性食物及寒凉饮料，忌食桂圆、红枣、阿胶、蜂王浆等含有激素成分的食品。

（郭红玉）

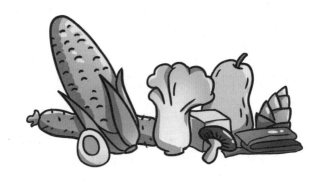

孕期牙疼怎么办？

俗话说，牙疼不是病，疼起来要人命！孕期由于体内激素水平的变化，牙齿、牙龈比较脆弱，容易发生龋齿、牙龈炎等口腔疾病，主要表现为蛀牙疼痛、牙齿敏感、牙龈肿胀出血以及发生口炎等。中医将牙疼分为三种：风火牙疼、虚火牙疼和实火牙疼。火热多因胃肠积热、感受外邪引起；胃肠之热多郁于阳明经而化火，火邪循经上炎颌面部，故而牙疼。

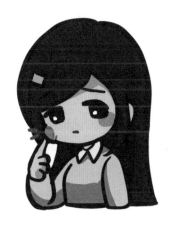

孕期牙疼可能会影响胎儿，主要是因为孕妈口腔疾病产生细菌，细菌毒素有可能进入血液循环，通过胎盘影响到胎儿的健康发育，甚至可能致畸或流产。孕期牙疼，如果盲目用药，担心影响胎儿发育或导致流产；如果不用药，孕妈疼得吃不下、睡不着，苦不堪言。原则上讲，孕后的前三个月最好不接受口腔治疗，如果必须治疗，最好在妊娠之初或者妊娠 4 ~ 6 月之间。

一、孕期牙疼治疗原则

1. 寻求专业的口腔医生帮助：如果确有炎症，可以酌情口服头孢类抗生素；如果因蛀牙侵蚀牙齿，发生进食时疼痛，可以进行局麻下简单蛀牙修补；如果是比较复杂的根管治疗，建议分娩后进行。

2. 孕期一般不建议进行牙齿矫正，因为孕妇的牙龈非常敏感脆弱，加上孕期体内激素水平的变化出现牙龈增生，佩戴牙套常常比孕前更加不适。

3. 孕期一般不建议拔牙，尽量避免拍摄 X 线片。

二、预防牙疼小妙招

1. 孕前：推荐进行彻底的口腔检查，可选择洗牙，去除牙齿上的牙石、牙垢和牙菌斑等，可有效减少孕期牙龈炎、牙周炎的发生。

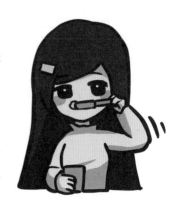

2. 孕期：牙刷选用小头软毛，刷牙动作要轻柔。推荐使用含氟牙膏，可有效预防蛀牙。提倡使用牙线，及时清理牙垢，经常漱口，保持良好的口腔卫生。常做上下叩齿的健齿运动。注意饮食均衡，避免过食辛辣、生冷食物。

三、中医缓解牙疼小偏方

1. 含漱疗法：将新鲜马齿苋捣烂取汁含漱，并以其汁渍润局部，每日数次，一般一天后牙痛即可逐步减轻。

2. 咬合疗法：咬一片新鲜生姜或几粒花椒，可以有效缓解牙痛。

3. 敷药疗法：平时收集若干西瓜皮，只削取一层翠衣，洗净后日晒夜露，待其完全干燥后（药房有售），研成细末，放入瓶中，用时加 0.5 g 冰片，与 10 g 西瓜翠衣粉末一起拌匀，牙痛时用棉签蘸适量药粉搽试患处，每日 5～6 次。或将大蒜头捣烂，温热后敷在牙痛点上，一段时间后牙痛症状可明显缓解。大量研究发现，大蒜不仅具有缓解牙痛的作用，还可以有效治疗牙髓炎、牙周炎等口腔疾病。

4. 按摩疗法：按揉合谷穴。右边牙痛，按揉左手的合谷穴；左边牙痛，按揉右手的合谷穴，通常每次按揉 1～2 分钟牙疼即可暂时缓解。

（郭红玉）

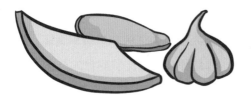

妊高征危险吗？

各位美丽的准妈妈，孕期你们十分渴望获得健康的宝宝，憧憬着未来的生活，这个过程是无比幸福的。在关注宝宝健康时，也要多多关心自己，不知道你们是否听说过这样一种疾病：妊娠期高血压病？妊娠期高血压疾病是妊娠与高血压并存的一组疾病，发病率为5%～12%，严重威胁着母婴健康，是导致孕产妇死亡的第二大原因。

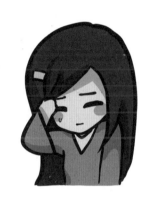

血压升高、头晕眼花、头痛胸闷、昏迷不醒

妊高征以全身小血管痉挛和血管内皮损伤为主要病理变化，多发生于妊娠20周后。主要表现为妊娠期血压升高，严重时出现水肿、蛋白尿等症状，甚至表现为抽搐，不仅危及孕妇安全，还会对腹中胎儿构成威胁，导致胎盘灌注下降，供血不足，造成胎儿生长受限、胎儿窘迫，甚至引起胎盘早剥。中医学认为，素体阴虚的孕妇，在孕期由于阴血下注胞宫，孕育胎元，机体阴血更虚，气火偏旺，容易发展成阴虚阳亢，临床表现为血压升高，头晕眼花；肝阳化风，表现为抽搐昏厥。另外，虚火炼津为痰，痰随气逆，蒙蔽清窍，出现头痛胸闷、昏迷不醒等危急情况。中医称为"子痫"。

中医学强调"上工治未病"，预防为主，防重于治。孕妈妈在孕期一定要重视预防妊高征的发生，一旦出现相关症状，就要紧急就医，切不可疏忽大意。

预防措施

一、定期产检

首次产检时，我们要进行风险评估，尤其是对存在高危风险的孕妇，及早发现妊高征，及早防治，至关重要。那么哪些人是高危人群呢？初产妇、孕妇年龄小于18岁或大于40岁、多胎妊娠、妊娠期高血压病史及家族史、高血压、慢性肾炎、抗磷脂综合征、糖尿病、营养不良等，都是妊高征的高危人群。

二、饮食

俗话说病从口入，饮食在预防疾病的过程中显得格外重要。我们在孕期要遵守"一减少、二控制、三补充"的饮食原则，即减少动物脂肪摄入量，控制食物总摄入量和钠盐摄入量，补充蛋白质、钙质、维生素。辛辣、过

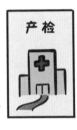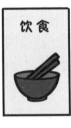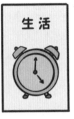

咸食物或有强烈刺激性的调料尽量少吃，肥胖者避免摄入过多碳水化合物和动物类脂肪，饮食营养要均衡且多样化，尽量保持标准体重。

三、调整生活状态

管住了嘴，还要迈开腿哦。可以适当锻炼，比如慢走、瑜伽等有氧运动。合理休息，保证睡眠质量，不要熬夜，适当午休，同时注意休息时可选择左侧卧位，以增加胎盘的血流灌注，促进胎儿发育。另外，还要避免一些不良的生活习惯，如饮酒、吸烟、挑食等。同时要保持心情愉悦，避免情绪的大起大落，以免引起血压忽高忽低，对血管造成损伤。

《黄帝内经》记载"食饮有节，起居有常，不妄作劳，故能形与神俱"，这一圣言献给聪慧的孕妈妈们。

（柳静）

妊娠糖尿病怎么预防？

很多人认为只有中老年人群才会得糖尿病。各位准妈妈注意了，妊娠期高血糖也有可能找上门哦！主要表现为妊娠期存在三多症状：多饮、多食、多尿。

那么什么样的人群容易得妊娠糖尿病呢？目前研究发现，妊娠糖尿病是一种由多种因素（遗传因素、社会环境因素等）共同作用造成的结果。高龄产妇、糖尿病家族史、体重指数（BMI）过高、妊娠期感染等因素是导致妊娠糖尿病发生的主要原因。

预防妊娠糖尿病，有哪些措施呢？

一、饮食

在怀孕前由于超重、肥胖而已经处于较高风险的孕妈妈，我们应该摄入坚果和全谷类食物，少吃饼干、糕点、精制谷物、果汁和含糖饮品，同时避免食入高 GI（血糖生成指数）的食物。

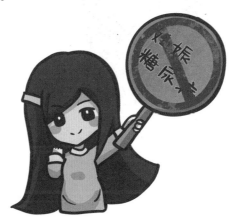

二、身体锻炼和运动

中医学认为"久卧伤气，久坐伤肉"，饮食劳倦损伤脾气，脾失健运，则痰湿内生。孕早期进行有规律的活动与锻炼，可以预防妊娠糖尿病。超重和肥胖的孕妇进行有氧运动，有一定的预防作用。

三、热量限制和体重控制

热量限制在改善胰岛素敏感性方面起着重要作用，控制孕前到孕期的体重增加是预防妊娠糖尿病的主要策略。肥胖的产妇可以通过定期的活动与锻炼、膳食补充、热量限制和药物干预，进行有效的体重控制。

（柳静）

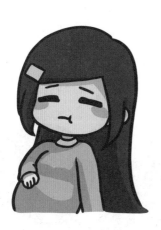
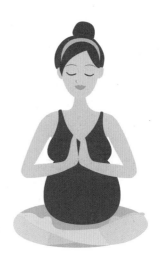

孕期胆汁淤积症中医如何治疗？

孕期胆汁淤积症，又叫妊娠期胆汁淤积综合征，是发生于妊娠中晚期，以皮肤瘙痒和黄疸为临床主要特征的妊娠期特有的疾病。该病对胎儿影响较大，有引起早产、胎儿宫内窘迫、胎死宫内等风险，围产儿病死率高达 70%，本病经治疗后对孕妇自身健康影响不大。

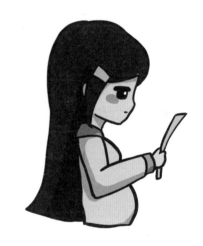

中医认为妊娠期肝内胆汁淤积症属于"妊娠身痒""妊娠黄疸"范畴，多为阳黄。皮肤黄色鲜亮而不晦暗，尿液深黄，大便干结，病理性质属热，其发病与外感湿邪、七情内伤、饮食不节、劳逸失常和体质因素（湿热、痰湿和血瘀）有关，阴血不足，气血失调，湿热蕴脾为主要病机。该病分为阴虚血燥和湿热内蕴两种证型。治疗阴虚血燥者以补肾养血滋阴为主；治疗湿热内蕴者以清热祛湿为主，佐以健脾养血。中药有效方剂有茵陈汤、茵栀黄汤等，其中茵陈、山栀、大黄等对退黄疗效显著。临床上，应遵医嘱服药，并遵"未病先防，既病防变"原则，尽早防治，辨证用药，力图治病与安胎并举。

（陈聪）

孕期外阴护理有讲究吗？

外阴中医称为"阴户"，是将来宝宝出生时的门户，门户的清洁卫生非常重要，它不仅有利于孕妈妈健康，而且更有利于孕宝宝的健康。

孕期的阴道分泌物增多是正常生理现象，通常为乳白色、无味无刺激，孕妈妈不必焦虑。但孕妈妈一定要注意保持外阴所处环境卫生舒适，避免外阴感染，避免出现湿热、潮湿等情况。孕期要勤换内衣内裤，尽量穿棉质短裤，因为棉质短裤透气性好、柔软干爽。尽量避免穿着过紧的裤子，避免外阴出现剧烈摩擦或供血不足的情况，加重外阴不适感。内衣内裤要及时清洗，及时晒干。但也要避免外阴、阴道的过度清洗，每日一次即可，否则会破坏外阴、阴道的局部环境，增加感染的概率。

孕期外阴宜用温水清洗，避免使用沐浴露、肥皂及其他清洗液。清洗时先洗净双手，然后从前向后清洗外阴，先洗大、小阴唇，最后洗肛门周围。若出现外阴轻微瘙痒不要乱用洗液，可选用洁尔阴、止痒等稀释后使用。孕妇容易发生霉菌性阴道炎，若出现外阴瘙痒、白带如豆腐渣样，或脓性带下增多，就要及时到医院就诊，在医生指导下用药。孕妇不能用手抓挠外阴，以避免皮肤破损。孕期不可以冲洗阴道，阴道灌洗会引起阴道内正常菌群失调，增加阴道感染的机会。也不可以擦洗阴道，因为这样会损害阴道黏膜，破坏阴道的自然

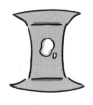

分泌物增多
乳白色
无味无刺激

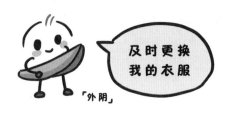

「外阴」

及时更换
我的衣服

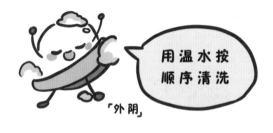

用温水按顺序清洗

「外阴」

保护屏障。

孕期的日常饮食对外阴阴道分泌物也有影响。孕妇食用辛辣刺激性食物，可加快血液循环，容易出现带下增多，色黄脓性，或外阴瘙痒的症状。孕期同样需要减少糖分的摄入量，糖分摄入过多可增加孕妇高血糖的发生率，而过高的糖分也为阴道致病菌的繁殖提供了有利条件，极易出现各类阴道炎症。

外阴护理不当引起的尿路感染也是孕期的常见病，一定要引起重视。如出现明显尿频、尿急、尿痛等症状应谨慎治疗，避免盲目服用药物，应及时到正规医院就诊，日常生活中注意从饮食、衣着、生活

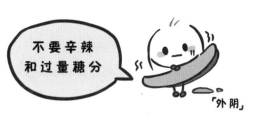

不要辛辣和过量糖分

「外阴」

习惯等方面去预防尿路感染。裤子要宽松，太紧的裤子会压迫会阴部，使得细菌容易侵入尿道。每天换一次内裤，内裤要用纯棉制品，清洗干净，并经日晒最好。要养成多饮水的习惯，饮水多、排尿多，对泌尿道起到自净作用，使细菌不易生长繁殖。饮食清淡，可吃冬瓜、西瓜、青菜等清热利湿的食物，也可用莲子肉、赤豆、绿豆等煮汤喝，既有利于减少尿路感染的发生，还可以保胎养胎。适当饮用富含维生素的果汁对防治尿路感染有益。

外阴静脉曲张是孕晚期的常见症状，要尽量避免长时间站立，夜间睡眠时适当垫高下肢，以利静脉回流。

中医认为阴器为肝经经络循行部位，属肝而与心、肾、脾、胃经脉相连，肝气得疏，血脉通畅，则心神得宁，肾气不虚，脾胃调和。所以孕妈要始终保持心情舒畅，饮食有节，起居有时，避免内生湿热，下注于外阴，才能减少外阴疾病的发生。

（许家莹、陈聪）

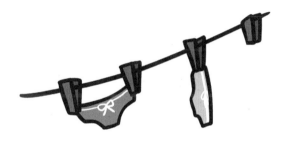

孕期痔疮发了怎么办？

痔疮是孕期最常见的肛肠疾病。《黄帝内经》中记载"筋脉横解，肠澼为痔"。也许准妈妈在怀孕前并没有任何痔疮的症状，但孕期由于特殊的生理变化，痔疮便不请自来了，孕期痔疮的发病率可达 60% ~ 70%。痔疮虽然不是很严重的疾病，但由于其位置的特殊性，痔疮发作时除了疼痛，还伴有便秘，甚至便血，排便成了有痔疮的准妈妈们的噩梦。

一、痔疮为何频频盯上孕妈妈？

孕妇之所以容易发生痔疮，主要原因在于"肚子大"和"火气大"。

1. 妊娠期间由于胎儿和子宫逐渐增大，压迫下腔静脉和骨盆静脉丛，导致静脉丛曲张，静脉回流障碍，从而诱发痔疮。同时体内孕激素、松弛素分泌增加，使得盆腔、直肠血管扩张，骨盆内脏器以及肛管直肠组织明显松弛，肛垫的弹性回缩作用减弱，发生充血、下移，并增生肥大，久而久之便形成了痔疮。

2. 中医有"胎前一盆火"之说，孕期由于代谢明显加快，孕妈妈容易上火，同时活动量较少，胃肠蠕动减慢，粪便在肠腔内停留的时间较长，水分被重吸收，引起大便干燥。

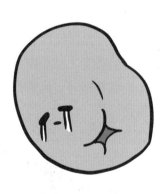

痔 疮

排便时干燥的粪便擦破痔黏膜而导致出血，甚至使原有的痔核脱出肛门之外，嵌顿而致水肿、坏死，造成肛门剧烈疼痛、行走不便等一系列症状。

此外，情志内伤、劳倦过度、饮食不节等，导致脏腑阴阳失调，气血亏损，或运行不畅，热与血相搏，结滞不散而形成痔疮。如《丹溪心法》所说："痔者皆因脏腑本虚，外伤风湿，内蕴热毒……以致气血下坠，结聚肛门，宿滞不散而冲突为痔也。"《医宗金鉴》曰："勤劳苦役，负重远行，以致气血交错而生痔。"《医宗金鉴》记载："有产后用力太过而生痔者""有久泻久痢而生痔者"。上述论述均形象地说明了痔疮的成因。

二、孕妈妈如何预防痔疮？

1. 合理饮食：饮食粗细搭配。孕期运动量减少，肠蠕动减慢，要多吃各种根茎叶类蔬菜、水果和糙米饭等膳食纤维多的食物。纤维素可以作为粪便扩充剂在大肠内吸收水分而膨胀，增加大便的重量和体积，并且能够软化大便，刺激肠壁蠕动，增加便意，防止粪便在肠道内堆积。适当服用果仁类含油脂性食物，如松子仁、火麻仁等，减少食入辛辣香燥等刺激性食物，如烧烤、辣椒、胡椒、羊肉、炒货等。

2. 补充水分：孕期需要的水分较非孕期增多，如果肠道水分不足，粪便就无法形成，而粪便太少就无法刺激直肠产生收缩，也就没有便意产生。所以，多多补充水分是减轻便秘的重要方法。

3. 规律排便：孕妈妈应该养成规律的排便习惯，一旦习惯养成，尽量不要破坏或更改，最好每天早晨定时排便，排便不利者，可早晨空腹饮用一杯温开水或淡盐水，刺激肠管蠕动；当有便意时也不要忍着不去排便，久忍易引起习惯性便秘；排便也不可用力过度，否则会使肛门和腹部压力增大，久而发生痔疮，或使痔疮症状加重。排便时要集中注意力，不要看书看手机，每次排便时间不宜过长，排净即起，排便后最好用温水冲洗。

4. 适当运动：孕妈妈不可长时间站立或端坐，经常走动走动，促进气血流通，保持身心愉快，有利于增加肠蠕动。可坚持做孕妇保健操，建议每工作学习 40 ~ 60 分钟就要起身走动 10 分钟左右。孕期运动量要适度，养成良好的生活习惯，保持规律的作息，劳逸结合，节制情欲。

三、孕妈妈得了痔疮怎么办？

1. 孕期得了痔疮，如果不影响正常生活，没有不适症状，就暂不必治疗，注意保持大便通畅及软化即可。

2. 如果发现痔疮症状明显，影响生活，一定要在医生指导下用药，切不可自行使用痔疮栓或膏药，市面上的痔疮药膏往往含有麝香、牛黄、珍珠粉等成分，尤其麝香有催生下胎之弊，不慎使用易发生流产或早产。

3. 注意保持大便通畅，多食蔬菜水果，多饮水，或口服乳果糖，软化大便。

四、中医治疗孕期痔疮小妙招

1. 熏洗疗法：可用黄柏、黄芩、苦参煎水，每日便后或早晚两次，趁热先熏后洗患处，每次 15 ～ 20 分钟。还可用艾叶、槐角或槐花、马齿苋、侧柏叶等煎汤熏洗，或用棉球或纱布蘸汤敷于患处，每天 2 ～ 3 次，每次 20 分钟，可有效缓解痔疮症状。

2. 提肛运动：平躺，并拢大腿，双膝弯曲，吸气时稍用力收缩臀部的肌肉向上提肛，保持盆底肌收缩 5 秒钟，然后慢慢地呼气放松肛门，休息 5 ～ 10 秒后，重复收缩运动，15 次为一组，每日 3 次，如此反复，以增强盆底肌力，有利于排便和预防痔疮发生。提肛运动既适宜于预防痔疮的发生，也适合已有痔疮及产后的准妈妈们。

3. 食疗：槐花具有凉血、止血、消痔的功效，可以用于食疗，新鲜槐花可以做凉菜。赤小豆，又称为"饭豆"，具有消肿除胀、减轻痔疮出血的功效，

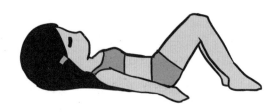

提 肛 运 动

用来熬粥，既营养又能治病。肉苁蓉具有补肾助阳、润肠通便的作用，用来熬粥，对阳虚便秘的孕妇可起到很好的治疗作用。

　　孕期饮食要有节制，不能暴饮暴食，也不能忽饱忽饥，亦不可偏食。除了饮食要适量，也不能五味偏嗜，需寒热性味适宜，古人强调"均衡饮食"，即"五谷为养，五果为助，五畜为益，五菜为充，气味合而服之，以补精益气"。只有饮食均衡，荤素适宜，主辅搭配，忌食辛辣、生冷及肥甘油腻，远离烟酒，才能保持大便软硬适中，排便顺畅，痔疮不发。

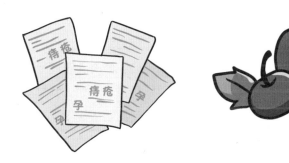

（郭红玉、洪丹丹、陈聪）

孕晚期怎样做好哺乳准备？

　　孕期，准妈妈们的乳房逐渐增大，这是为将来的哺乳在做准备。由于孕期胎盘分泌大量雌激素和孕激素刺激乳腺发育，增加局部血管的通透性，准妈妈可能会出现乳房胀痛的现象，这是正常现象，不用担心。同时乳腺还受到垂体催乳素、人胎盘生乳素、胰岛素及皮质醇等的共同作用。孕晚期，尤其在接近分娩期时挤压乳房，可有少量淡黄色稀薄液体溢出。产后胎盘娩出，雌、孕激素水平迅速下降，加上新生儿吸吮乳头，乳汁开始分泌。

　　准妈妈在孕后应注意乳头、乳房的保养，从而为哺乳做好准备。

一、乳房、乳头护理

　　乳房、乳头的正常与否会直接影响产后哺乳，孕妈妈在孕晚期要做好护理。可每日用温水对乳头进行清洁，然后用洁净的热毛巾敷于乳房上，持续 5 分钟左右，清洁乳房后用植物油按摩乳头，增加乳头柔韧性。平时应穿宽松的内衣，如果有乳头疼痛，局部热敷持续时间可以稍长一些，能有效缓解疼痛症状。不要让乳房受到挤压，影响产后乳汁分泌。

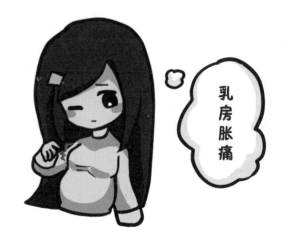

孕期乳头有分泌物是正常的生理现象，这是激素分泌引起的。在怀孕的时候，女性的雌性激素会增高，这样会引起乳头分泌物增多。有些准妈妈在孕晚期乳头会出现积垢和结痂颗粒，这是因为孕妇乳头皮脂腺的分泌增加，乳晕上的汗腺也随之肥大，乳头变得柔软，而皮脂腺和汗腺分泌物的增加使皮肤表面

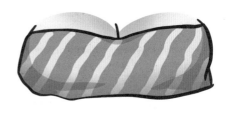

热　　敷

酸化，造成角质层被软化；也可能是因为妊娠期胎盘分泌大量孕激素刺激乳腺管发育，到了孕晚期乳房受到挤压时，分泌出少量的乳汁，因此造成乳头有结痂颗粒。这些小的结痂不可强行清除，可用消毒的植物油涂抹使痂垢软化，再用温水冲洗。洗澡时，经常用干净柔软的小毛巾轻轻擦拭乳头皮肤，这种刺激可增加乳头表皮的坚韧性。

有些准妈妈的乳头存在过短或凹陷的问题，一般在怀孕 5 个月时就要及时

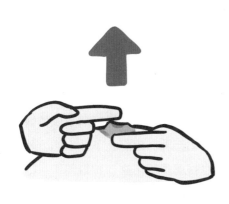

进行纠正。将双手清洁干净，两拇指或食指平行放在乳头两侧，将乳头向两侧外方拉开，保证乳晕皮肤以及周围皮肤组织能够被牵拉起来，当乳头明显突出时便可停止，注意手法轻柔，每天 2 次，每次牵拉10 ~ 20 次即可。对于乳头凹陷较深者可用吸奶器吸乳头的方法向外吸出，但不能过度刺激乳头，否则容易引起不规律宫缩而诱发早产。

二、乳房按摩

轻轻按摩乳房，可以疏通乳腺管，由于刺激乳头可能会引起宫缩，因此一般在妊娠 9 个月以后进行乳房按摩会比较安全。按摩时两手拇、食指自乳房根部向乳头方向按摩，每日 2 次，每次 20 下。也可用钝齿的梳子自乳房根部向乳头轻轻梳理。都能促使乳汁产生，并能使乳腺管通畅，有利于产后哺乳。

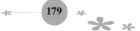

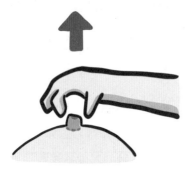 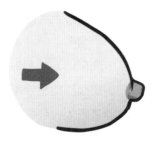

由根部轻轻按摩

使用宽带、棉制乳罩支撑乳房，可防止乳房下垂，一般不建议使用钢圈乳罩。若是有乳房疼痛或红肿的症状，则需要及时到医院就诊。

三、中医养生备乳

中医学认为，乳房的生长、发育和分泌功能与脏腑、经络的生理功能密切相关。乳房的生理功能需要肝、脾、肾脏腑功能的维系和充养。女子乳头属肝，乳房属胃。肝主疏泄，可调畅气机，调和气血，乳络通利。准妈妈需要保持情绪舒畅，若情绪不佳，肝气郁结，脉络不畅，可引起乳头疼痛，下乳不畅。乳房属胃，脾胃为气血生化之源，乳汁是由脾胃水谷精华所化生，脾胃调和，则气血旺盛，乳汁多而浓，反之则少而淡，所以在孕期要调理好脾胃，注意饮食有节，健康而富有营养，才能促进乳腺发育，为产后哺乳做好准备。

（许家莹）

孕晚期水肿、腰痛怎么办？

很多孕妈妈到了孕晚期，会发现下半身"胖"了很多，脚连以前的鞋子都穿不进去，其实这未必是胖，而可能是孕晚期水肿"。那么，什么是孕期水肿？如何判断是胖还是肿？缓解孕期水肿中医有何妙招呢？

妊娠数月，孕妇面目四肢浮肿，甚或遍及全身，肤色淡黄或苍白，皮薄而光亮，按之凹陷难起，精神疲乏，脘腹膨胀，大便溏薄，小便短少，属于中医"子肿"范畴，多和脾虚、肾虚、气滞有关。若因妊娠期高血压疾病出现水肿则需要服药治疗，以利水化湿为主，脾虚者健脾利水，肾虚者温肾利水，气滞者理气化湿，并根据"治病与安胎并举"的原则，随证加入养血安胎之品。若妊娠七八月后，仅脚部浮肿，

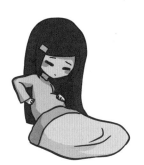

休息后自消，且无其他不适者，为妊娠晚期常见现象，可不必治疗。古有"千金鲤鱼汤"，是一张专治孕晚期"子肿"的中医特效食疗方，可用一条 2 斤重的鲤鱼，配中药白术、白芍、当归、生姜各 90 克，茯苓 120 克，加水熬汤饮服。

如果水肿严重，不仅周身浮肿，而且伴有胸闷气喘等，一定要严密监测血压和尿蛋白情况，及时就医，以便及早发现妊高征和子痫等。

孕晚期的腰痛往往由于胎儿生长过快，加之水肿，对腰椎间盘造成了一定的压力所致，或长期站立，腰背部肌肉负重过度，或背部受寒冷刺激引起，如无特殊不适，可不必服药，注意背部保暖，避免劳累过度及提取重物，保证充足睡眠，尽量侧卧位。中医有固肾安胎丸、寿胎丸、泰山磐石散等名方，服用可以起补肾强腰、固摄安胎的作用。

（陈聪）

如何预防孕晚期宫口松弛？

在介绍孕晚期宫口松弛之前，请各位孕妈妈想象一个这样的场景：一个倒置的口袋，口袋的开口部用皮筋绑住，随着口袋里的东西越来越多，那么皮筋所承受的压力也随之增大，如果这根皮筋的弹性以及张力很大，那么口袋里的内容物就不会轻易露出，但是如果这根皮筋非常松弛，里面的压力稍微增加，皮筋就会断开。

我们可以把子宫想象成这样的"口袋"，而我们的宫颈就是这里所说的"皮筋"，在孕晚期随着胎儿逐渐增大，宫颈所承受的压力越来越大，宫口过度松弛，提前打开，其最大的风险就是造成流产或早产，对孕妇及其家庭都会造成极大的伤害。

那么什么因素会造成宫口松弛呢？可以归纳为以下几个方面：

一、先天性因素

1. 宫颈解剖异常：如宫颈过短（宫颈长度＜ 2.5 cm）或形态异常。

2. 宫颈组织异常：宫颈胶原蛋白与弹力蛋白缺乏无法维持妊娠中后期的宫腔压力。

二、后天性因素

1. 宫颈损伤：人工流产、诊刮、引产、清宫等造成的宫颈损伤及急产、巨大儿分娩过程中导致的宫颈裂伤。另外，宫颈锥切手术、宫颈广泛切除等手术，导致宫颈的括约肌能力受到损害。

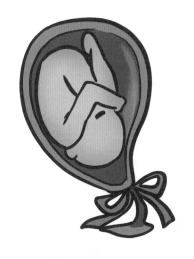
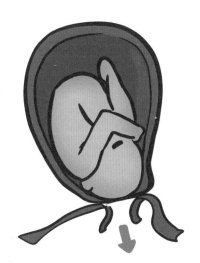

2. 其他因素：包括血栓、年龄、体质、种族、遗传、肥胖等。

从中医角度分析，宫颈在各种因素的影响下受到不同程度的损伤，加之脾肾两虚、体质虚弱之人，宫颈系胎无力。"胞络者，系于肾"，肾精、肾气、肾阴、肾阳亏虚，则下元不固，封藏失职，令胎下脱；脾主肌肉，脾司中气，气主升提，脾气虚弱，中气下陷，升举无力，固摄无权，则有堕胎之虑。

了解其风险因素后，在早期产检时，无论怀疑或者明确诊断宫颈机能不全（即宫颈口松弛），且经历一次中晚孕期流产者，都应在下次孕前或孕早期采用宫颈环扎术，术后卧床为主，希望改善妊娠结局。同时在孕前、孕后配合中药治疗，补肾健脾、益气升提法，服用补中益气汤或肾气丸等。此外，孕期特别强调要注意休息，减少活动强度，避免长时间站立，以避免发生早产、堕胎。

（柳静）

如何预防孕晚期胎膜早破？

胎膜早破，是指临产前胎膜自然破裂，孕妇往往突然感觉较多液体从阴道流出，增加腹压时阴道流液增多。可以把胎膜比作一个装满水的气球，试想一下，在什么样的情况下，气球会发生破裂，水从里面流出呢？不难理解，

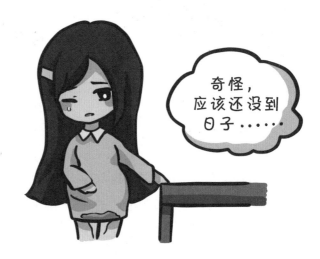

奇怪，应该还没到日子……

当气球内部压力较大，或表面受力不均，局部压力较大时，或气球受到撞击以及表面存在破损时，就会发生胎膜破裂。

一、哪些因素会造成胎膜早破呢？

1. 生殖道感染：是发生胎膜早破的主要原因。炎症反应会破坏阴道微生态体系正常的动态平衡，造成病菌上行感染宫腔，导致胎膜变薄，增加胎膜脆性，使胎膜早破发生风险增大。

2. 羊膜腔压力升高：如双胎、羊水过多。随着妊娠的发展，胎儿逐渐长大，宫腔内压力逐渐增大，容易引发胎膜早破。

3. 胎膜受力不均匀：如胎位异常。胎膜受压不均，或者宫颈机能不全均可导致胎膜早破。

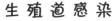

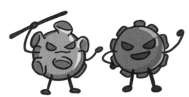

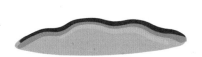

4. 营养缺乏：当孕妇缺乏铜、锌及维生素时，胎膜的胶原纤维、弹力纤维合成就受到影响，使胎膜张力及弹性下降，增加胎膜早破发生的风险。

胎膜破裂后，若处理不当，细菌会通过产道进入羊膜腔，导致胎儿宫内感染、早产、新生儿肺炎、产妇产褥感染等，严重威胁母婴安全。

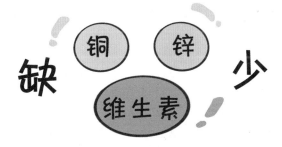

二、预防胎膜早破有哪些措施呢？

防患于未然，有几个小贴士送给大家：

1. 有流产史且存在宫颈口松弛的孕妇，可于妊娠 12 ~ 14 周行宫颈环扎术，遵循医嘱，尽量卧床休息，避免活动量过大，造成胎膜受压不均出现早破。孕前在无生育计划时，积极做好避孕工作，避免人工流产及宫颈宫腔手术等损伤宫颈。

2. 孕期多食用新鲜的蔬菜、水果及富含优质蛋白的食物，加强维生素及营养物质的摄入。

3. 重视孕期个人卫生，积极预防和治疗生殖道感染，避免外邪侵犯。

（柳静）

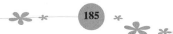

如何选择分娩方式?

常规的分娩方式有阴道分娩（阴道自然分娩、阴道辅助分娩、无痛分娩）和剖宫产两种。临产前可以根据产妇的年龄、胎儿的大小、胎位等来选择。经阴道顺产对胎儿健康有利，产后恢复比较快，但是孕妈妈在临产时比较痛苦；剖宫产一般没有阵痛的折磨，但是产后恢复的时间比较长。您选择哪种分娩方式呢?

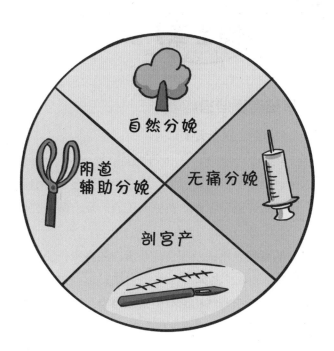

一、自然分娩

如果胎儿发育正常，胎位正常，孕妇骨盆发育和身体健康状况良好，子宫收缩也比较好，就可以选择自然分娩。这种分娩方式对母体和胎儿的损伤都比较小，产后女性恢复得比较快。

二、阴道辅助分娩

有些产妇坚持顺产，但是胎儿太大，宫缩无力，再加上产妇体力不够，此时可以进行阴道辅助分娩，就是对会阴侧切，或者助产士使用产钳帮助分娩等，可以缩短产程。

三、无痛分娩

想要顺产，但又害怕疼痛的女性可以选择无痛分娩，就是阵痛开始的时候应用药物镇痛，因为这种无痛分娩采取的是局部麻醉的方式，所以孕妇的意识是清醒的，在生产过程中可以自行用力。

四、剖宫产

如果孕妇的骨盆狭小或者胎盘异常、宝宝胎位不正、有脐带绕颈等症状，无法进行自然分娩，就需要选择剖宫产，以确保孕妈和宝宝的健康。不过这种分娩方式对孕妇的损伤较大，产后恢复时间长，而且还会在腹部留下瘢痕。

中医自古以来就有很多产科专著，如《经效产宝》《达生篇》《胎产心法》等，对于临产助产也有相关方剂，如滑胎煎，出自《景岳全书》卷五十一，当归三五钱，川芎、枳壳各七分，杜仲、山药各二钱，熟地三钱。方歌：滑胎煎制芎归杜，枳壳山

药熟地辅，便实多滞随牛膝，气虚体弱术参辅。孕妇临月当数服，以便易产免楚苦。还有保生无忧散，出自《沈氏尊生书》，具有通行气血之功效，用当归（酒）、枳壳（盐水制）、川芎、木香、白芍、甘草（炙）各一钱五分，血余炭（另研）、乳香（另研）各五分。主治胎肥气逆，临褥难产。以上古方，可在临产前饮服数剂，有利于产程顺利。

（陈聪）

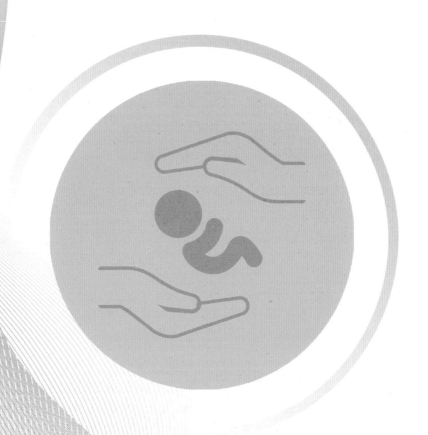

第三部分
产后篇

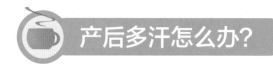

产后多汗怎么办？

有些妈妈刚生完宝宝，发现身体特别能出汗，稍微活动或进食时都会一身大汗，甚至在睡觉时也会明显出汗，尤其在炎热的夏天，简直就像天天在泡澡，身上黏糊糊的，别提有多难受了。

一、产后出汗正常吗？

通常人们认为，月子期间汗多是因为生完宝宝身体虚，出的是虚汗！其实，产后汗多并不都是身体虚弱的表现，有的是生理现象，有的是疾病表现，要根据个体情况来判断。产后2周内多汗，大多是正常的生理现象，称为"褥汗"。女性怀孕后循环血量增加，激素水平升高，新陈代谢加快，大量的水分和钠盐潴留在体内，待宝宝出生后，机体不再需要那么多循环血量

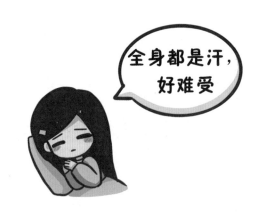

了，随着体内激素水平和新陈代谢活动显著下降，多余的水分也慢慢排出体外，所以生完宝宝后出汗增多，但随着体内多余的水分被排出，出汗多的情况也就慢慢好转了，所以不必过于担心。

二、什么样的情况是产后多汗？

新妈妈若产后 2 周以上还汗出不止，则属于病理现象，需引起足够重视。产后汗证包括产后自汗和产后盗汗两种。产后白天出现涔涔汗出，或大汗淋漓，持续不止者，称为"产后自汗"；如夜间睡着后汗出湿衫，醒来即止者，称为"产后盗汗"。清代医家认为，产后自汗和盗汗，不同于内科疾病，属身体气虚和阴虚，或可引起产后亡血伤津。临床上自汗和盗汗常同时出现，故气阴两虚常同时存在。正如《景岳全书·汗证》记载："诸古法云自汗者属阳虚……盗汗者属阴虚……自汗盗汗亦各有阴阳之征，不得谓自汗必属阳虚，盗汗必属阴虚也。"

三、产后多汗该怎么办？

（一）药膳疗法

1.气虚食疗法

（1）黄芪羊肉汤：黄芪 15 克，羊肉 90 克，桂圆肉 10 克，怀山药 15 克。将羊肉用沸水稍煮片刻，捞出后即用冷水浸泡以除膻味，用砂锅将水煮开，放入羊肉和三味药同煮汤，食时调味，可饮汤吃肉。

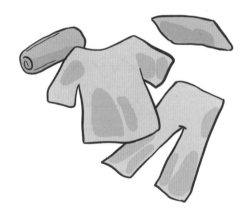

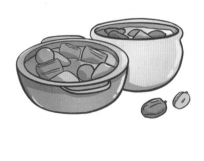

（2）党芪五味炖猪心汤：党参 15 克、黄芪 15 克、五味子 10 克、猪心 1 个。原料放大碗中加水适量，隔水炖 1 小时，吃肉饮汤，隔日吃 1 次。

（3）糯稻根泥鳅汤：泥鳅 90 克，糯稻须根 30 克。泥鳅宰杀洗净，用食用油煎至金黄色。先将清水两碗与糯稻根共煮，待水煮至 1 碗汤时，放入泥鳅煮汤，吃时调好味，连汤带鱼同吃。隔日吃 1 次，7 次为一个疗程。

2. 阴虚食疗法

（1）猪肚粥：猪肚 1 个，黄芪 15 克，人参 3 克，粳米 50 ～ 100 克，莲子 30 克，小麦、葱适量。将猪肚用食盐搓洗干净，与小麦同煮至半熟，取出猪肚切细。诸药切碎，装入纱布袋，扎口，与猪肚加水同煮至熟烂，去药袋及猪肚，再下米煮粥，快熟时放入葱等调味，随意喝粥吃猪肚。

（2）银耳红枣汤：取银耳 30 克，红枣 20 克，冰糖适量。先将银耳用温水泡发，除去蒂头，洗净后撕成小块，红枣洗净撕开，共入锅内，加水适量，用小火慢煨至银耳、红枣料熟，放入冰糖溶化调匀，即可出锅食用，每剂分 2 次食完。

（二）中医外治法

中医外治法可通过刺激腧穴，疏通经络，激发正气，调节自主神经功能，达到收敛止汗的目的。

1. 耳穴压贴法：用磁疗贴贴敷于患者耳朵的相应穴位，每次按压 2 ～ 3 分钟，每天 4 ～ 5 次，每天更换，双耳交替贴敷。气虚者取肾上腺、肺、内分泌等穴位，阴虚者选用神门、三焦、交感等穴位。

2. 脐部贴敷法：将研成粉末状的适当药物调入适量蜂蜜及鸡蛋清制成饼状，放于患者脐部，再用医用胶布固定，维持 4 ～ 6 小时左右，每天 1 次，连续贴敷 10 ～ 14 天。气虚者选用黄芪、五倍子、防风、白术等中药研制，阴虚者选用煅牡蛎、煅龙骨、白矾等中药研制。

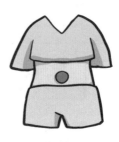

脐部贴敷

3. 灸法：用艾条温灸 5 分钟，每天 1 次，连续 10 ～ 14 天。气虚者取大椎、关元穴；

阴虚者取阴郄穴。

4.推拿法：取大椎、神阙、关元、后溪穴位，每天推拿1次，每次30分钟，连续 10 ~ 14 天为一个疗程。

产后汗证不可同病同治，须根据不同的临床表现和不同分型，给予不同的治疗。可取单一方法治疗，也可两种或两种以上方法联合治疗，以补虚敛汗为治则，配合药膳等，一般预后良好。若汗出过多或不止，日久不愈者，须防气随津脱，变生他疾，则须及时就医诊治。

四、产后汗多护理要注意哪些？

产后汗多护理也很重要，建议产妇不要穿过多的衣服；应经常洗澡换衣，保持皮肤清洁、汗腺通畅；注意调节室温，保持适当通风。同时，饮食要清淡且富有营养，以吃蒸煮食物为主，最好少量多餐，尽量少吃寒凉食物。当然，新妈妈坐月子也不宜"捂"得过于严实、汤汤水水喝太多，这也是导致出汗过多的原因。中医认为"汗为心之液"，产后汗多还应注意心理疏导，调节情志，可缓解产后妈妈们的焦虑情绪，利于疾病的恢复。

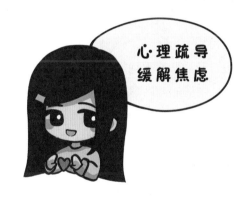

（刘音吟）

产后恶露不绝怎么办？

所谓"恶露"，就是产妇分娩后经阴道排出的血性液体，主要成分是羊水、血液、黏液以及胎盘组织剥离物的混合体，为生产后经阴道排出体外的各种物质的总称。产后恶露分为血性恶露、浆液性恶露和白色恶露三种，其中血性恶露在观察产后子宫复旧中尤为重要，正常血性恶露持续 3～4 天，浆液性恶露持续 10 天，白色恶露约持续 3 周。若血性恶露持续 10 天以上仍淋漓不尽者，称"产后恶露不绝"，又叫"产后恶露不净"。

中医的产后恶露不绝相当于西医的宫腔残留、产后子宫复旧不全、晚期产后出血等，其原因主要有胎盘或胎膜残留、蜕膜残留、宫腔内感染、剖宫产术后子宫伤口愈合不良、产后发生滋养细胞肿瘤、宫颈癌等妇科恶性肿瘤。

一、中医是如何认识产后恶露不绝的？

中医对产后恶露不绝的最早记载于《金匮要略·妇人产后病脉证并治》篇，中医认为产后恶露不绝的原因是因为产时产后耗气伤血，正虚体弱，胞宫内遗留的余血浊液无力推动下行，或遇寒邪乘虚而入，致寒凝血瘀，或瘀久化热，瘀热互结，故致恶露淋漓不净。常见的病机有气虚、血瘀和血热。中医根据恶露的量、

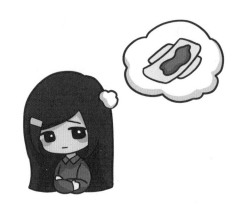

色、质、气味等特点，结合全身症状和舌苔脉象，辨其寒、热、虚、实，制定个性化治疗方案，既补气养血，扶助正气，又兼顾化瘀生新，使祛瘀血，新血生，促进机体恢复元气，加速子宫收缩复旧，有利于产后康复。

二、中医治疗产后恶露不绝的常用方药有哪些？

1. 补中益气汤（《脾胃论》）

用于气虚证：产后恶露不尽，量多，色淡，质稀，无臭气；面色萎黄，神疲懒言，四肢无力，小腹空坠；舌淡胖，苔薄白，脉细弱。

治法：补气升提，摄血固冲。

常用药：党参、黄芪、当归、白术、陈皮、柴胡、升麻、炙甘草、艾叶、阿胶、益母草等。

2. 生化汤（《傅青主女科》）

用于血瘀证：恶露不尽，量时少时多，色暗有块，小腹疼痛拒按；舌紫黯或边有瘀点，苔薄白，脉沉涩。

治法：温经活血，化瘀生新。

常用药：全当归、川芎、桃仁、炮姜、炙甘草、益母草、炒蒲黄等。

生化汤具有养血祛瘀、温经止痛之功效，是产后恶露不绝的经典效方，临床可根据不同证型加减化裁，对于产后子宫复旧不良、宫缩疼痛、胎盘残留等产后血虚寒凝、瘀血内阻者均可应用。

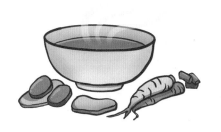

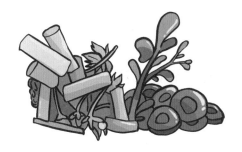

方中重用全当归补血活血，化瘀生新，行滞止痛，为君药；川芎活血行气，桃仁活血祛瘀，均为臣药；炮姜入血散寒，温经止痛，为佐药；炙甘草调和诸药，为使药。全方配伍得当，寓生新于化瘀之内，使瘀血化，新血生，诸症向愈。正如医家唐宗海所云："血瘀可化之，则所以生之，产后多用，故名生化。"

3. 保阴煎（《景岳全书》）

用于血热证：产后恶露不止，量较多，色紫红，质粘稠，有臭秽气；面色潮红，口燥咽干；舌质红，苔少，脉细数。

治法：养阴清热止血。

常用药：生地黄、熟地黄、黄芩、黄柏、白芍、山药、续断、益母草、七叶一枝花、贯众、甘草等。

三、单方验方

1. 益母草 30 g，水煎，加红糖适量饮用，适用于血瘀证。

2. 马齿苋 30 g，水煎服，适用于血热证。

3. 山楂 30 g，切片晒干，加水煮烂，放入红糖 30 g 即服，适用于血瘀气滞证。

四、针灸疗法

1. 取关元、中极、三阴交、足三里，针灸并施，用补法，适用于气虚证。

2. 取石门、气海、维胞、地机、三阴交，用泻法，适用于血瘀证。

3. 取合谷、大椎、十二井，三棱针刺点刺出血；或取血海、太冲、气海、肝俞，用泻法，均适用于血热证。

五、预防与调护

1. 饮食方面：产后应清淡饮食，多食易于消化而富有营养的汤水；忌生冷、辛辣、滋腻之物，恶露未净之时，避免大量进补。

2. 环境方面：保持室内温度适宜，空气清新流通，避免感受外邪。

3. 生活习惯：产后宜适当活动，有利于气血运行，促进恶露尽快排出；但要注意适当休息，忌过度劳累，避免耗伤正气；注意产褥期卫生，保持外阴清洁，禁止性生活。

　　本病若能及时治疗，大多可痊愈。反之，出血日久可导致贫血，如有胎盘胎膜残留，可继发感染，严重者可因出血过多而昏厥，应积极抢救。对于产后出血淋漓不止，长达 2 ~ 3 个月者，应高度警惕绒毛膜上皮癌等恶性病变，宜及时作相关检查。

（郭红玉）

让我们和产后抑郁说"拜拜"

王女士两个月前生了一对龙凤宝宝，在别人都羡慕她儿女双全、人生圆满的时候，她却怎么也高兴不起来。"本来我很喜欢孩子，现在不知道为什么，每天情绪都很低落，干什么都没有兴趣，总是感到焦虑、彷徨，甚至夜不能寐，还总是莫名其妙地对家人发脾气，动不动就哭泣。"咨询了心理医生，才知道自己很可能得了产后抑郁。

产后抑郁指产妇分娩后出现的抑郁症状，是产褥期精神综合征中最常见的一种类型。产后抑郁早已不是新概念，可直到今天，它仍未能得到足够的重视，在很多人眼里，所谓产后抑郁不过是情绪问题，甚至有人将其视作矫情或是一种博取家人关注的手段。很多孕妇挺过了十月怀胎，忍过了十级阵痛，逃过了羊水栓塞，却因为家人朋友的不理解，没能躲过产后抑郁这个精神恶魔。

一、产后抑郁的临床表现

产后抑郁症常在产后 2 周内发病，在产后 4 ~ 6 周症状明显。其表现与其他抑郁障碍相似，情绪低落、抑郁、沮丧、冷漠、快感缺乏、悲伤哭泣、多疑多虑、紧张害怕、烦躁不安、易激惹发火，还可伴有头晕、头痛、便秘、胸闷、心慌及呼吸加快等症状；有些产妇表现为对生活充满负面情绪，对家庭丧失信心，主观能

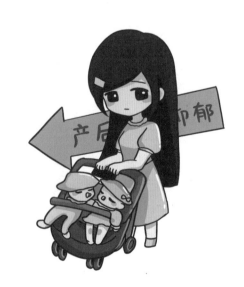

动性降低，不与他人交流，或和丈夫产生隔阂。严重时失去生活自理和照顾婴儿的能力，甚至悲观绝望、自残自杀或伤害婴儿。所以，产后抑郁造成的后果是非常严重的。

二、产后抑郁的基本病因

1. 西医病因

目前对产后抑郁的病因尚不明确，可能与下列因素有关：

（1）遗传因素：有精神病家族史的产妇，其产后抑郁症的发生率特别高。

（2）心理因素：与产妇孕前的心理素质、心理承受能力及个性特征密切相关。

（3）妊娠因素：妊娠期面临许多精神压力，常被胎儿是否畸形、生产过程是否顺利等问题所困扰，出现焦虑和抑郁。

（4）分娩因素：分娩疼痛、产程的长短及不同分娩方式给产妇的刺激不同，是产褥期抑郁症的一个重要的诱因。

2. 中医病因

中医对产后抑郁症早有认识，根据其临床表现，归属"郁病""脏躁"等范畴。《经效产宝》下卷"产后心惊中风方论"中记载："疗产后心虚，怔悸不定，乱语谬说，精神恍惚不定，当由心虚所致。"《傅青主女科》记载："由

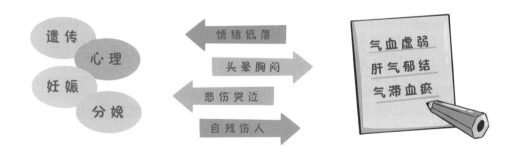

产忧惊劳倦，去血过多，则心中跳动不安，谓之怔忡；若惕然震惊，心中怯怯，如人将捕之状，谓之惊悸。"《医宗金鉴·妇科心法要诀》说："产后血虚，心气不守，神志怯弱，故令惊悸恍惚不守也。"综上可知，中医学认为产后抑郁症的原因多为：

（1）气血虚弱：产妇生产劳累加上哺乳，身体消耗过大，阴血亏虚，血不养心，心神失养，神志恍惚。

（2）肝气郁结：因过度关怀婴儿，或家庭矛盾，或产后睡眠不足，致产妇忧思过度，心气不舒，肝气郁结，情绪低落。

（3）气滞血瘀：产妇肝郁日久，气滞血瘀，可见恶露不净，面色黧黑，失眠多梦、心悸怔忡，抑郁焦虑等症状顽固不愈。

三、产后抑郁的应对方法

1. 自我调节

产妇生产后生活重心大多放在新生儿身上，往往忽视自己的身体及情绪，而减轻或避免产后抑郁症最好的方法之一就是重视并照顾好自己，自己的身心越健康，状态就会越好。可以参考以下几点建议：

（1）不过分追求完美：没有人能做一个完美的妈妈，不要对自己有太高的要求，降低心理预期，可以减轻心理负担。

（2）逐渐恢复锻炼：研究表明，适当运动对抑郁可以起到一定的治疗作用，所以越早开始恢复运动越好。

（3）保证充足的睡眠：有利于身体的恢复和心理的调节。

（4）给自己留一些空白时间：别让哺乳、照顾婴儿占据了你全部的时间，你可以从母亲的角色中适度"逃离"，休息一下：看看街景，和久违的老友下午茶，买一件喜欢的衣服，看一场卖座的电影……

（5）学会适当放手：照顾孩子不是妈妈一个人的责任，爸爸能做的事情其实很多，适当的时候可以选择放手让爸爸照顾孩子，也许会收获意想不到的惊喜。

2. 向他人求助

人类是社会性高级动物，积极的社交接触比任何其他减压方式能够更快、更高效地缓解压力。可参考以下建议：

（1）直白地说出自己的感受：朋友和家人不仅可以提供实际的帮助，也可以作为一个必不可少的情感宣泄出口。很多时候，我们以为对方看得见自己的无助和迷茫，实际上，对方是真的不知道。要让家人、朋友知道你的需求，知道你希望得到他们的支持。

（2）主动寻找朋友：当你感到抑郁时，可以考虑寻找正在经历相同过程的人。加入宝妈自助小组，通过一起交流做妈妈的经验，减轻抑郁症状，知道自己并非孤立无援。

3. 心理治疗

如果以上方法仍不能改善抑郁症状，可考虑求助心理医生。心理治疗的宗旨在于调整患者的生活方式和心理状态，与此同时，家人也要学会与产妇进行有效沟通，给产妇营造出和睦的家庭环境，让产妇可以感受到家人无微不至的关心和爱护。

4. 药物干预

如果产妇出现寝食难安、食欲不振、焦躁不安的情况，则需要遵医嘱服用抗焦虑或镇静催眠类药物来稳定情绪。如果病情比较严重，甚至出现精神类疾病的症状，影响到产妇正常生活，或出现轻生，或对婴儿产生伤害的行为时，就需要到医院精神科进行诊治。如有必要，则需住院治疗。

5. 中医治疗

中医治疗产后抑郁症的经验非常丰富，古籍记载治法方药颇多。根据其病因病机，主要治法包括疏肝养血，解郁安神；补气健脾，养心安神；活血化瘀，宁心安神。药物治疗的同时，还要配合情志调摄。

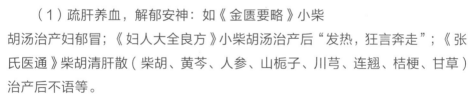

（1）疏肝养血，解郁安神：如《金匮要略》小柴胡汤治产妇郁冒；《妇人大全良方》小柴胡汤治产后"发热，狂言奔走"；《张氏医通》柴胡清肝散（柴胡、黄芩、人参、山栀子、川芎、连翘、桔梗、甘草）治产后不语等。

（2）补气健脾，养心安神：如《济阴纲目》人参当归汤（人参、当归、熟地黄、麦冬、肉桂、白芍）、四物加茯神远志汤或十全大补汤治"产后虚烦"。《女科撮要》补中益气加香附治产后"心下满闷，神昏口噤"。《备急千金要方》

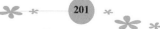

茯神汤（茯神、人参、茯苓、白芍、甘草、当归、桂心、生姜、大枣）"治产后忽苦，心中冲悸，或志意不定，恍恍惚惚，言语错谬"。《三因极一病证方论》淡竹茹汤（麦冬、小麦、炙甘草、人参、茯苓、半夏、淡竹茹）治"妇人产后心虚惊悸，烦闷欲绝"。《济阴纲目》竹叶汤（竹叶、麦冬、小麦、甘草、生姜、大枣）治"产后短气欲绝，心口烦闷"，芍药栀豉汤（白芍、当归、栀子、香豉）治"产后虚烦不得眠"。

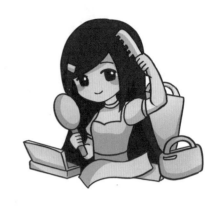

（3）活血化瘀，宁心安神：如《济阴纲目》金黄散（延胡索、蒲黄、桂心、乌梅），没药丸（没药、高良姜、延胡索、当归、干漆、桂心、牛膝、牡丹皮、干姜）治"产后心胸烦躁，恶血不快"。《万氏妇人科》芎归泻心汤（当归、川芎、延胡索、蒲黄、牡丹皮、桂心、五灵脂）治产后"烦躁昏乱，狂言妄语，如见鬼神者"。《胎产指南》宁神生化汤（川芎、当归、炮姜、炙甘草、桃仁、茯神、人参、益智仁、柏子仁、陈皮、大枣）。《傅青主女科》安心汤（当归、川芎、生地黄、牡丹皮、蒲黄、荷叶）治产后"狂言呼叫，甚欲奔走"。《张氏医通》导痰汤加钩藤、薄荷治疗产后谵语。《万氏妇人科》琥珀寿星丸（琥珀、朱砂、天南星）治产后"神气不清，恍惚昏眩"。《济阴纲目》薤白汤（薤白、半夏、人参、甘草、瓜蒌根、麦冬）治"产后胸中烦热逆气"。

只要我们重视起来，及早调整情绪，放松心态，积极乐观地面对生活，一定能战胜产后抑郁。尽管养育新生命的过程中会有坎坷曲折，但家人和朋友是您风雨中头顶上的那把伞、是您疲惫时可以停泊的幸福港湾。请相信，阳光总在风雨后！小宝贝的到来会让生活锦上添花！

（洪丹丹）

产后发热知多少？

产后 1 ～ 2 日内，由于阴血骤虚，不能敛阳，阳气浮越于外，常有轻微的发热。如无其他症状者，一般不作病论。若产后 24 小时至 10 天内出现体温超过 38℃，同时还伴有恶露异常和小腹疼痛、乳胀、咳嗽、尿痛等症状，则多与产褥感染、急性乳腺炎、上呼吸道感染、急性肾盂肾炎等关系密切。

产后发热是新妈妈们常遇到的问题，那么该如何居家自我调理呢？

一、如何判断产后发热的轻重？

如果产妇产后 2 日内有低热，能自行消退，可以不予处置。若高热不退，或寒战高热、乍寒乍热等，为感染邪毒型发热，即产褥感染，必须高度重视，及时诊疗。

二、中医如何认识产后发热？

中医认为，产后发热的原因多是产时耗伤气血，正气虚弱，营卫不和，加之恶露未尽，余瘀未清，感受邪热所致。产后具有"多虚多瘀"的特点，中医根据发热的特点、恶露、小腹疼痛等情况以及其他伴随的症状进行辨证论治，治疗以"调气血、和营卫"为主，早期干预，可以防微杜渐。

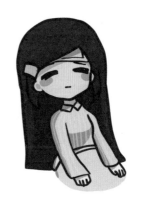

三、产后发热中医小妙方

针对产后"多虚多瘀"的特点，新妈妈们可根据发热的原因、个人体质选择如下药膳：

药膳 1：金银花绿豆汤

【材料】 金银花 24 克，淡竹叶 10 克，绿豆 30 克。

【制法】 将金银花、淡竹叶洗净后用布包，再将绿豆洗净，浸泡约半小时，与药包一同放入锅内，加清水适量，武火煮沸后，文火煮约 1 小时，调味即可。

【用法】 每日 1 剂，分 2 次服。

【功效】 疏风散热，清热解毒。适用于外感风热型产后发热。

药膳 2：生地乌鸡汤

【材料】 乌骨鸡（约 1500 克）1 只，大生地 120 克，饴糖 120 克。

【制法】 将乌骨鸡去毛和内脏，洗净，大生地洗净后切片，与饴糖搅匀后，放入鸡肚内，缝好。把鸡放入瓦钵内，再将瓦钵放入铜锅中，隔水蒸熟烂。

【用法】 佐餐食用。

【功效】 补血养肝。适用于血虚型产后发热。

药膳 3：桃仁莲藕炖猪骨

【材料】 桃仁 10 克，莲藕 250 克，猪骨 500 克。

【制法】 桃仁去皮，莲藕洗净，切片，猪骨洗净切块，共放煲内，加水 500 毫升煮汤，先大火煲开，再小火慢熬 1 ~ 2 小时。

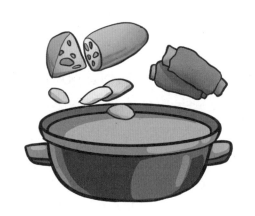

【用法】 佐餐食用。每日 1 次，可连服 3 ~ 7 日。

【功效】 补血，活血化瘀。适用于血虚、血瘀型产后发热。

药膳 4：毛冬青煲猪脚

【材料】 毛冬青 100 ~ 150 克，猪脚 2 只（重约 300 克），精盐适量。

【制法】 毛冬青洗净；猪脚去毛、蹄甲，洗净，斩块，在热水中煮 10 分钟，捞起。将上料一起放入砂锅，加水 6 碗，大火煮沸后，改用小火慢煲 1 ~ 2

小时，猪脚煮烂后，加精盐调味即可。

【用法】 食肉饮汤。每日分 2～3 次服，20 日为一疗程，每个疗程可间隔 5～7 日。

【功效】 清热活血，舒筋活络。适用于外感湿热型产后发热。

四、产后发热要注意什么？

（一）产后发热能捂汗吗？

产妇一旦发热，家里老人的惯性思维就是给产妇捂棉被，怕受风，觉得捂得大汗淋漓方能退热，殊不知，发汗是退热的结果，而不是原因，体温过高时，捂汗对身体没有任何好处，大量出汗会耗气伤阴。正确的方法是适当物理降温，口服解热退烧药，并及时就诊。

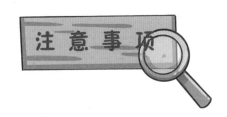

（二）产后发热能喂奶吗？

产后 3～4 天泌乳期出现乳汁未下而低热，当乳汁通畅后，发热可自然消失，俗称"蒸乳"，属生理现象，可以喂奶。但如果乳房胀硬、红肿、热痛，甚则溃腐化脓，发热并伴有乳房局部症状，则不能正常哺乳。产后发热不伴有乳房局部症状者，应在医生指导下明确是否可以哺乳。

（三）产后发热护理要注意什么？

产后发热的日常护理非常重要，建议孕晚期禁房事，产褥期慎起居，避风寒，防中暑；保证产妇居住环境安静舒适，空气清新；发热时要及时补充水分及维生素，饮食合理，富于营养，易于消化；保持外阴清洁，勤洗勤换内衣内裤；产妇还要注意口腔卫生，可以用淡盐水漱口刷牙；摒弃坐月子不可洗澡、洗头、刷牙等旧的、不合理的传统观念，以现代科学方法进行产后护理，更有利于早日康复。

（陈雯玥）

产后身痛怎么办？

产后身痛，又叫产后痹、产后风湿，古代医书中常根据"身痛"的不同症状冠以"产后风""鸡爪风""产后腰痛"等不同名称。

一、产后身痛的表现

产后身痛主要表现为腰痛、肌肉痛、关节痛、足跟痛、肢体麻木、手指脚趾拘挛等，也可伴有肢体酸楚、乏力、沉重、蚁行感，或多汗、怕风、畏寒、焦虑、急躁易怒等不适。许多人将产后身痛视作"月子病"，认为只要注意日常调护，可以慢慢恢复。事实上，大部分产后身痛如不及时治疗或调护不当，病情可进一步加剧，甚至绵延数年。

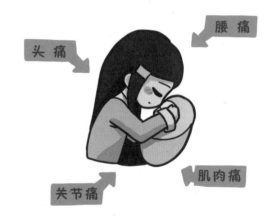

二、产后身痛的原因

中医学认为，产后身痛是由于产时出血较多，营血亏虚，经脉失养；或产后感受风寒湿邪，乘虚入内，稽留关节、肌肉、经络所致。

三、产后身痛的怎么治

《沈氏女科缉要》记载："此证多血虚，宜滋养，或有风寒湿三气杂至之痹，以养血为主，稍有宣络，不可峻投风药。"可知治疗本病应根据疼痛部位、性质等进行辨证，以调补气血，促进机体修复为要。

（一）中药口服小妙方

1. 气血虚弱：肢体关节酸楚、疼痛、麻木，伴面色萎黄、头晕、心悸等，治法：补益气血，通络止痛。用黄芪桂枝五物汤（《金匮要略》）加当归、秦艽、丹参、鸡血藤。

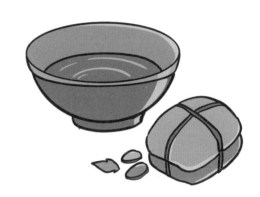

2. 感受风寒湿邪：项背不舒，关节不利，或痛处游走不定，或冷痛，或剧烈，恶风畏寒，或关节肿胀、重着。治法：养血祛风，散寒除湿。用独活寄生汤（《备急千金要方》）。

3. 血瘀阻络：病程较长，疼痛较重，痛有定处，关节屈伸不利，或伴恶露量少色黑，小腹疼痛拒按等。治法：养血活络，行瘀止痛。用身痛逐瘀汤（《医林改错》）加忍冬藤、毛冬青、益母草、木瓜。

4. 肾虚：产后腰膝酸软疼痛、足跟疼痛，伴头晕耳鸣、健忘、脱发、尿频等。治法：补肾填精，强腰壮骨。用养荣壮肾汤（《叶氏女科证治》）加秦艽、熟地黄、山茱萸。

（二）中医辅助外治法

除中药口服治疗外，中医还有针灸、熏洗、敷贴等外治疗法，可根据具体病情做出选择，不可一概而论。如中药督脉熏蒸、针灸推拿、生姜辅灸等。

1. 艾灸及针灸

常用穴位有肾俞、脾俞、足三里、关元、三阴交。采用温针灸和电针。温针灸治疗具有物理的热能刺激，还具有生理的无菌性灼热刺激，起效快，疗效好。电针是将针刺入穴位得气后，在针具上通以接近人体生物电的微量电流，利用针和电两种刺激相结合，适用于产后身痛而寒热偏向不明显者，若偏向怕冷，可用红外线照射与电针配合，以温通经脉，降低肌张力，达到镇痛作用。

2. 雷火灸

雷火灸芬香独特，火力猛，药力峻，渗透力强，其燃烧时产生大量的药力因子、热辐射力和远红外线，三者共同作用于病灶及其邻近组织或穴位，有活血化瘀、温经散寒、通关利窍、疏通经络的作用。

3. 推拿、拔罐

推拿、拔罐疗法直接作用于皮肤、肌肉，使手法的机械能转化成热能，促进毛细血管扩张，增加局部皮肤、肌肉的营养供应。通过手法的持续挤压，可加快血液和淋巴循环，加速水肿吸收，使肿胀、挛缩缓解或消除；通过活动各关节，可解除肌肉的粘连、强直。

4. 脐疗

脐疗是将药物和艾灸的刺激作用借助肚脐（即神阙穴）从经络传导、渗透传入人体，促进脾胃运化，气血运行，调节人体阴阳与脏腑功能。

5. 督脉熏蒸

利用中草药煎煮产生的蒸汽，熏蒸人体背部的督脉来进行保健或治病。它将传统中医熏蒸疗法与现代科技相结合，使药力、热力、穿透力、牵引力直接作用于督脉与背部的膀胱经，药物由皮毛快速吸收，进而输布全身，通过"皮肤吃药""经络腧穴刺激"来疗疾愈病，预防保健。

四、产后身痛常见误区

产后身痛患者往往较为敏感，不恰当的治疗或康复措施会导致病情加剧，以下几个误区应当引起注意。

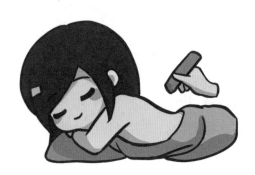

误区1——过度发汗：不少患者本来就出汗较多，却误认为发汗或汗蒸后有助于排出体内寒湿之气，减轻病痛，结果适得其反，身痛、怕冷、怕风等症状更为明显。因此，产后身痛患者切勿随意发汗。

误区2——运动不当：主要表现为关节屈伸不利的患者，误以为加强肢体灵活性的运动可以缓解症状，结果在练习瑜伽等运动后，病情反而加重。产后体虚，肌肉、韧带、关节尚未完全恢复有关，此时如过度拉伸或弯曲肢体关节，更容易损伤。

误区3——盲目进补：有些人出现产后身痛症状后，第一反应是"体虚进补"。其实，产后饮食宜清淡、易消化、营养均衡。盲目服用不当补品，不但不能帮助机体尽快恢复，还可能加剧病情，引发乳房胀奶结块、便秘等其他问题。因此，产后进补要慎重，最好在专业人员指导下膳食。

总之，产后身痛是中医常见病，尽管相关检查指标往往正常，但本病会严重影响产妇的身心健康，应及时就医，积极治疗，家人应充分重视，给予充分的理解和关爱。

（周维叶）

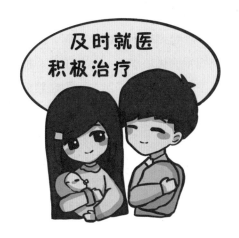

产后为什么还会腹痛？

产妇生产时会经历阵阵腹痛，那么宝宝出生后为什么还会腹痛呢？

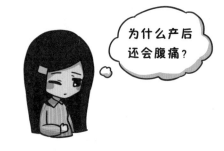

产后腹痛是指产妇在产褥期，发生与分娩或产褥有关的小腹疼痛，又称"儿枕痛""儿枕腹痛""产后腹中痛"等。

产妇分娩后，由于子宫的缩复作用，小腹呈阵阵作痛，于产后1～2日出现，持续2～3日后自然消失，这属于生理现象，一般不需要治疗。若腹痛阵阵加剧，难以忍受，或腹痛绵绵，疼痛不已，影响产妇的康复，则为病态，应予以治疗。

一、中医对产后腹痛的认识

中医认为产后腹痛有虚实两个方面，即"不荣则痛"和"不通则痛"。虚证腹痛是指产妇平时体质虚弱，气血不足，加上产时失血过多，加重体虚，气血运行无力，不能荣养胞宫胞脉，而引起腹痛，即"不荣则痛"。实证是指产妇产后情绪抑郁，肝气不疏，气机阻滞，血脉瘀阻，导致胞宫胞脉气血运行不畅而引起腹痛，或产妇平素阳气不足，畏寒肢冷，产后体虚加重，风寒之邪乘虚而入，寒凝则气滞血瘀，胞宫胞脉气血运行不通而引起腹痛，即"不通则痛"。

中医治疗虚证腹痛，宜健脾补肾，益气养血，促使气充血足，胞宫胞脉得养，则腹痛自除；治疗实证腹痛，宜疏肝理气，活血化瘀，促使气行血畅，胞宫胞脉通达，则腹痛可消。因产后多虚多瘀，用药宜平和，注意补虚不碍实，泻实不伤正，忌用攻下破血之品。

二、产后腹痛中医治疗小妙方

（一）虚证腹痛

1. 当归生姜羊肉汤：《金匮要略·妇人产后病脉证并治》记载："产后腹中疼痛，当归生姜羊肉汤主之。"此方用于产后虚寒型腹痛。

2. 肠宁汤：《傅青主女科·产后少腹疼痛》记载："妇人产后少腹疼痛，按之即止……方用肠宁汤，一剂而疼轻，二剂而疼止，多服更宜。此方补气补血之药也。"此方用于气血两虚型腹痛。

（二）实证腹痛

1. 枳实芍药散：《金匮要略·妇人产后病脉证并治》云："产后腹痛，烦满不得卧，枳实芍药散主之。"此方用于气滞型腹痛。

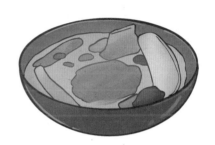

2. 下瘀血汤：《金匮要略·妇人产后病脉证并治》云："产后腹痛，法当以枳实芍药散，假令不愈者，此为腹中有干血著脐下，宜下瘀血汤主之。"此方用于血瘀型腹痛。

3. 生化汤：《傅青主女科·产后编上卷》记载，产后腹痛"此症勿拘古文，妄用苏木、蓬、棱，以轻人命……惟生化汤系血块圣药也"。对于瘀滞胞宫，包括宫腔基本无残留或有少量残留者，可服用生化汤，活血化瘀生新。此方用于血瘀偏寒型腹痛，又为产后腹痛的基本方，不同证型的腹痛可以本方为基础加减。

4. 少腹逐瘀汤：出自《医林改错》，"此方治少腹积块疼痛，或有积块不疼痛，或疼痛而无积块……皆能治之，效不可尽述"。对于寒凝血瘀者，则给予少腹逐瘀汤，重在温经散寒。此方用于寒瘀型腹痛。

产后腹痛是产后的常见病，应早期干预，大多能痊愈；若失治误治，瘀血日久不消，稽留化热，则形成瘀热；或瘀血不去，新血不生，血不归经，则恶露不净，应引起重视。在积极治疗的基础上，还应注意保暖，忌食生冷，调节情绪，消除紧张与恐惧心理。

（陈聪）

产后缺奶怎么办？

众所周知，母乳是妈妈送给宝宝最珍贵的新生礼物。母乳含有宝宝生长发育所需要的营养元素，可以提高宝宝的免疫力，是宝宝最理想的食物。母乳喂养还有利于增加母婴感情，也有利于宝妈的健康，促进子宫复旧，降低母亲患乳腺癌、卵巢癌的风险。

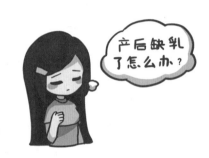

但有些宝妈乳汁极少，甚至全无，不能满足哺乳的需要。轻者发生于产后第2～14天内，严重者发生于整个哺乳期。面对嗷嗷待哺的婴儿，宝妈们心里难免着急难过。身边的家人们纷纷出谋划策，第一反应就是多喝汤，殊不知引起产后缺乳的原因有很多，如果找不到原因，吃再多喝再多都没用，甚至还会适得其反。

一、产后缺乳的原因

1. 没能尽早开奶：产后如果没有早吸吮、早开奶，或者哺乳时间过短、次数过少，都会导致产后缺乳。

2. 过早添加配方奶粉：刚开始喂奶时初乳少，有些宝妈或家属担心宝宝吃不饱，就额外增加了配方奶粉，慢慢地，宝宝对母乳的需求降低，乳汁的分泌也就会相应减少。

3. 精神、营养等因素影响：乳汁的分泌与垂体催乳素水平、哺乳时的吮吸刺激、产妇的营养状况、睡眠质量、精神情绪等因素密切相关。由于产妇生产育儿的疲劳、睡眠不足及紧张焦虑等不良精神情绪影响，抑制了下丘脑 –

垂体的神经内分泌激素的调节，而出现少乳、缺乳。

4. 饮食结构不合理：产后过早进补、喝浓汤催乳，特别是乳腺管不通畅时，就容易出现乳腺管堵塞，造成堵奶，乳汁不下而缺奶；还有些宝妈着急减肥瘦身，吃得少且单一，体内缺乏蛋白质、脂肪等营养物质，造成营养不足，使乳汁分泌减少。

二、如何避免产后缺乳？

1. 母婴同室，尽早开奶：产后半小时内就开始喂奶，建议母婴同室，让母婴之间尽早建立泌乳反射。每天吸吮 8～12 次，每次喂奶时间 20～30 分钟，养成良好的哺乳习惯。

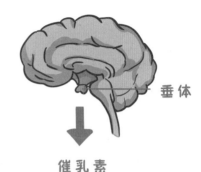

垂体

催乳素

2. 按摩乳房，排空乳汁：喂奶前湿热敷 3～5 分钟，并按摩乳房，喂奶时尽量排空乳汁，吸空一侧乳房后再吸另一侧，如果没有吸空，宝妈应该将多余乳汁挤出，按需喂奶，一次吸空乳汁，下次才能更多产奶；还要帮助宝宝正确衔奶，注意有无乳头凹陷和乳头皲裂造成的哺乳困难而致乳汁壅塞不通。

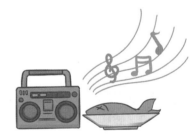

3. 保证睡眠，情绪乐观：产后要尽量保证宝妈的睡眠时间；休息好、多听一些舒缓、轻松愉快的音乐，或多与亲人朋友交流倾诉等；宝爸们也要多体谅，多理解，多分担一些家务，避免宝妈们的过度劳累。

4. 营养均衡，结构合理：哺乳期宝妈们的食疗一定要注意营养均衡，荤素搭配，多喝汤水，但不要过稠过荤，少吃多餐，避免油腻、辛辣、生冷食物。

三、产后缺乳中医治疗小妙招

中医认为，乳汁的产生和分泌与阴血、脾胃、冲任、肝气等相关。乳汁主要由脾胃的水谷精微化生而来，与气血同源，依赖肝气的疏泄与调节，通过乳脉、乳络输送，经乳头泌出。

1. 通乳丹《傅青主女科》：人参、黄芪各30g，当归60g，麦冬15g，木通（通草），桔梗各1g，猪蹄2只，用猪蹄煮汤，或煮肉汤煎服之。具有补气养血，和络通乳功效，用于气血虚弱型缺乳者。由于产后身体虚弱，脾胃运化功能差，气血不足，或产后操劳过度，加上分娩耗气伤血，表现为疲乏无力，少气懒言，面色少华，头晕眼花，乳汁清稀，乳房柔软，或无乳可下。

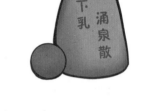

2. 下乳涌泉散《清太医院配方》：当归、川芎、花粉、白芍、柴胡、青皮、漏芦、桔梗、木通、白芷、通草、穿山甲、王不留行、甘草各3g。具有疏肝解郁、通络下乳功效，用于肝郁气滞型缺乳者。由于产后宝妈们情志不畅，肝气郁结，乳汁运行受阻，而致乳络不通，表现为焦虑或烦躁，乳房胀硬疼痛，乳少、浓稠或乳汁不下。

3. 针灸：多选用膻中、乳根、天宗、少泽、合谷等穴针灸治疗，有助疏通乳络，促进下乳。

4. 局部熏洗：用热水、葱汤熏洗乳房，宣通气血；或用陈皮煎水外敷乳房。

5. 饮食疗法

（1）猪蹄2只，通草24g，同炖，去通草，食猪蹄饮汤。

（2）生黄芪30g，当归9g，炖猪蹄。

（3）鸡血藤、桑寄生、红枣，煎水代茶饮。

宝妈们，如果您正在经历着缺乳，请不要自责，不要灰心，要树立坚强的信心，学习科学的哺乳方法，一定能解除您缺乳的痛苦。您为宝贝做出的每一分努力，每一点改变，都值得被称赞。

（柳静）

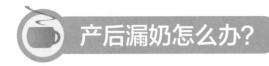

产后漏奶怎么办？

喂奶的宝妈或许有过这样的经历，明明一边的奶已经吃空了，喂另一边的时候还会漏奶；有时不在喂奶时胸口也会湿哒哒的，要不停地换衣服，在家人面前或出门在外时漏奶，宝妈会十分尴尬。有些人以为是奶水太足、乳房装不下的表现，但也有些宝妈本身奶水并不多，还一边吃一边漏，真是急人。

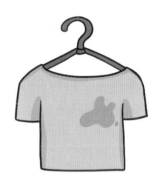

漏 乳

一、为什么会漏奶？

哺乳期产妇乳汁不经婴儿吸吮而自然流出，称"乳汁自出"，亦称"漏乳"。如产妇身体健壮，气血旺盛，乳汁充沛，乳房饱满，由满而溢，或断乳之时乳汁难断而自然流出，一般认为是正常现象，不属于病态。

如果有乳汁异常，或者伴随全身不适症状，就要考虑病理性的漏乳了。中医学认为其病因主要有虚实两方面：因产时耗气伤血，中气不足；或饮食劳倦伤脾，脾胃虚弱，摄纳无权，乳汁随化随出，而致乳汁自流不止。如《校注妇人良方》云："产后乳汁自出，乃胃气虚。"乳汁量少质清稀，乳房柔软无胀感，面色无华，神疲乏力。若产后情志抑郁，郁久化火；或大怒伤肝，肝火亢盛，火盛则令肝之疏泄太过，迫乳汁外溢。如《胎产心法》曰："肝经怒火上冲，乳胀而溢。"乳汁量多质稠，乳房胀痛，情志抑郁或烦躁易怒，口苦咽干，大便秘结，小便黄赤。

二、漏奶怎么办？

1. **中药治疗**：根据乳房局部表现和全身证候，进行辨证论治。气虚失摄证，可用补中益气汤口服，补气固摄。肝经郁热证，可用丹栀逍遥散口服，疏肝解郁，清热敛乳。

2. **针灸治疗**：主穴取膻中、气海、少泽、乳根、膈俞、行间固摄止乳，加足三里、脾俞、胃俞、肺俞、心俞补脾益气，固摄止乳，针刺用补法，并加艾灸，适用于气虚失摄证；加太冲、中都、期门、肝俞、肩井、足临泣疏肝解郁止乳，针灸并用，针用泻法，适用于肝经郁热证。

3. **饮食疗法**

（1）麦芽蝉衣汤：麦芽60 g，蝉衣6 g，白糖适量。水煎去渣，入白糖，日服3～4次。

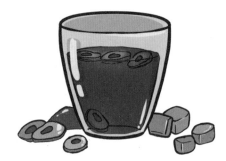

（2）山楂神曲饮：山楂10 g，神曲10 g，红糖适量。山楂、神曲煎汤去渣，入红糖，分3次服完。

三、漏奶的预防措施有哪些？

1. **穿着舒适**：哺乳期间要衣着宽松，佩戴合适的胸罩，将乳房高高托起。如果感觉乳房发胀时，要及时为宝宝喂奶或将乳汁吸出。胸罩里面垫上棉的防漏乳垫、纱布或者棉质小毛巾，漏湿后及时更换，以免乳头上滋生细菌。

2. **避免涨奶**：一些宝妈认为奶水比较少，想着给宝宝攒奶，刻意控制哺乳次数和间隔时间，其实奶水并不是越攒越多，相反要让宝宝经常吃奶水才多，不要因为漏奶就减少喂奶。在奶涨的时候，可以适当地用手挤出一部分或用吸奶器吸出一部分奶，外出时可事先将乳房吸空。

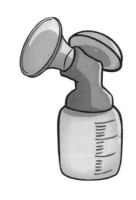

3. 减少刺激：尽量避免看到能够带来条件反射的情景,如其她宝妈喂奶或宝宝吸奶瓶。调节好心情,有些宝妈漏奶时会感到心烦气躁,或者着急自责,肝失条达,反而加重病情。

4. 保证睡眠：宝妈们照顾宝宝需要大量的时间和精力,很难有比较好的睡眠,这时家人要主动分担起照顾宝宝的工作,宝妈睡眠充足了,对减少漏奶也有一定的帮助。

漏奶经及时治疗和调理,多可改善。如果症状持续,甚至溢出血性液体,乳房触及肿块时,则需要及时到医院就诊检查。

（柳静）

产后妈妈怎么断奶?

　　新妈妈在哺乳宝宝一段时间后，因宝宝生长不再适合母乳喂养，或因工作、家庭等外界因素，或因母婴身体健康因素，需要减少乳汁分泌，停止母乳喂养，这叫"断奶"，又叫"回乳"或"回奶"。在断奶过程中，半数妈妈会感到乳房胀痛，或奶胀伴发热，严重者出现乳腺炎、乳腺脓肿等情况，甚至需要外科切开排脓才能恢复。所以，各位新妈妈们，一定要学会科学断奶。

一、哺乳多长时间回乳?

　　由于多方面的原因，大多数妈妈喂奶时间在 1 ~ 2 年之内。世界卫生组织及我国卫生行政部门建议"纯母乳喂养直到 6 个月，继续母乳喂养至 2 岁或更长时间，同时要补充其他适当的食物。"

二、选择什么季节断奶好?

　　最好断奶时间是春季或秋季，气温冷热适宜。过冷或过热，突然改变宝宝的生活习惯，很容易导致宝宝产生焦虑情绪，不愿吃东西、烦躁不安，哭闹剧烈，睡眠不好，甚至还会生病，消瘦。断奶前 2 个月左右，为宝宝逐渐增添营养充足、安全的辅食，同时妈妈须在确保乳腺管通畅、没有积块等问题后，有计划循序渐进地断奶，切忌采用"断崖式"的断奶方式。期间要关注孩子的反应，照顾其心理需求。在

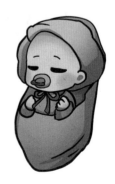

某些特定情况下（如孩子生病、受伤或入睡前）可以允许孩子吃奶，先断掉日常的哺乳，特定情况下的哺乳可以放到最后一步。

三、有哪些断奶方法？

断奶方法，主要有自然断奶和人工断奶两种。一般来讲，对于因喂奶时间已达 10 个月至 1 年而正常断奶的妈妈，可采用自然断奶方法。自然断奶，需要逐渐减少喂奶次数和宝宝吸吮母乳的量，缩短每次喂奶时间，直至不再让宝宝吸吮，也让妈妈大脑接受"不需要产这么多奶"的信息。而因各种特殊原因或疾病，如产后不需要喂奶（产妇放弃母乳喂养或中晚期引产术后）、产妇生病不能哺乳，或断奶后奶量过多时，则需要采用人工断奶方法。

1．中医断奶小妙招

（1）麦芽口服：单味麦芽煎水泡茶是最常使用的断奶方法。中医认为产妇乳汁是冲任气血所化生，而脾胃是气血生化之源，因此乳汁的产生与脾胃运化功能有很大关系。麦芽具有回乳和催乳的双向作用，小剂量则消食开胃而催乳，大剂量则耗气散血而回乳。麦芽 60 ~ 120 g，水煎代茶饮，可连服 3 ~ 5 日。

（2）芒硝外敷：用芒硝 120 g 装入布袋，排空乳汁后，敷于乳部（暴露乳头），扎紧，待湿后更换。

（3）针刺回乳：针刺足临泣、悬钟、光明等穴位，两侧交替，每日一次，用弱刺激手法，7 天为一疗程。

2．西医断奶方法

口服维生素 B_6，每次 200 mg，每日 3 次，连服 3 ~ 5 日。溴隐亭和雌激素目前不作为推荐用药。

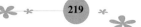

四、断奶期间需要注意什么？

1. 饮食少喝汤水：断奶的同时应注意少进食汤汁及下奶的食物，如猪蹄、鲫鱼及各种肉汤类等。体质因人而异，当初吃什么产奶多，断奶时就忌口这类食物，这样就可以使乳汁分泌逐渐减少直至全无。

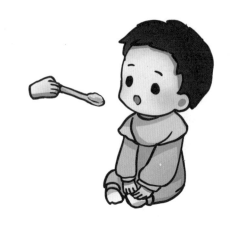

2. 避免过度挤奶：断奶时避免过度挤奶及吸奶等刺激乳头的活动，如果妈妈乳房胀痛感强烈，可以少量挤出乳汁，以减轻不适感，但是不要完全挤出，因为频繁挤奶或吸奶的动作会增加对乳头及乳晕的刺激，通过神经反射作用，引起催乳素的释放，反而使乳胀更明显。

3. 注意乳房结块：断奶过程中，处理不当，若乳汁未能及时排出，瘀积在乳腺中，有引起乳腺炎的风险。需保持乳腺管的通畅，如果发现乳房结块，可适度地按摩疏通乳房；对乳胀特别明显且伴轻度发热者，应给予适当补液及应用抗生素，预防乳腺炎的发生。

科学断奶时间约需 1～2 个月，这是一种自然的断奶方式，妈妈与宝宝都需一个逐渐适应的过程，这样才能保障母婴健康，离乳不离爱！

（柳静）

产后体虚怎么调理？

因生产宝宝时耗气伤血，故产后易出现各种体虚表现，称为产后体虚综合征。包括气血虚弱、脾胃虚弱以及肾虚等各种亚健康状态。中医调理产后体虚历史悠久，经验丰富，疗效显著，其特色在于运用中药、针刺、艾灸、食疗等综合方法，达到补气养血、健脾补肾、促进产后康复的目的。

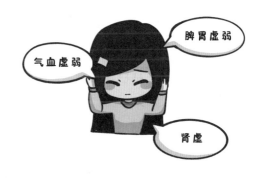

一、中药辨证调理

中医治疗产后体虚要根据体质、症状和病情轻重，采用不同的方法进行个性化调理。

1. 气血虚弱：表现为神疲乏力，气短懒言，面色少华，头昏心慌，动则汗出，唇甲色淡，舌体淡胖，脉细弱。治疗用补气养血法，改善气血不足状态；常用方有十全大补汤、八珍汤、人参养荣汤等；常用中药有人参、黄芪、当归、熟地、枸杞等。

2. 脾胃虚弱：表现为面色萎黄，神疲倦怠，纳谷不香，胃脘作胀，大便溏薄，舌淡胖，苔白腻，脉濡细。治疗用健脾和胃法，促进胃肠消化吸收功能；常用方有四君子汤、参苓白术散、异功散等；常用中药有党参、太子参、白术、茯苓、山药、陈皮、砂仁等。

3.肾虚：分肾精亏虚、肾气虚、肾阳虚、肾阴虚等。

（1）肾精亏虚：腰膝酸软，头昏耳鸣，失眠多梦，关节酸痛，足跟疼痛，发堕齿槁。常用方有归芍地黄汤、还精煎等；常用中药有续断、杜仲、黄精、玉竹、巴戟天、当归、熟地、山萸肉、马鞭、鹿血、鹿角胶等。

（2）肾气虚、肾阳虚：肾气虚表现为面色萎黄，气短乏力，四肢无力，精神疲惫，腰膝酸软等；肾阳虚表现为畏寒肢冷，面色㿠白，夜尿频多，五更泄泻，腰酸背冷，下腹冷痛，四肢不温，脉沉细。肾气虚与肾阳虚常同时存在，常用方有金匮肾气丸、右归丸、右归饮等；常用药有党参、黄芪、附子、肉桂、续断、寄生、杜仲、菟丝子、巴戟天、益智仁、仙灵脾、鹿角片等。

（3）肾阴虚：头晕目眩，面色憔悴，五心烦热，潮热盗汗，咽喉干痛，口干尿黄，大便干结，腰膝酸软，舌光红少苔，脉细。常用方有六味地黄丸、知柏地黄丸、杞菊地黄丸、大补阴丸、二至丸等；常用药有龟板、鳖甲、生地、山药、山茱萸、枸杞、知母、黄柏、菊花、山萸肉、女贞子、墨旱莲等。

二、食疗调理

中医食疗是一种温和而安全的方法，对调理产后体虚疗效很好。

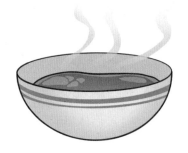

1.姜汁红糖水

产后体虚的女性往往手脚冰凉，饮用姜汁红糖水可暖胃散寒。制作方法简单，只需将姜切成片，加入红糖，加开水搅拌即可。

2.红枣莲子粥

红枣莲子粥是中医常用的滋补食品，将红枣、莲子、米一起煮成粥食用，可补气养血，调理脾胃，增加体力。

3.当归生姜羊肉汤

当归生姜羊肉汤是传统的滋补汤品，将当归、生姜、羊肉一起煮成汤，食服口感美味，具有温补气血、暖胃散寒的作用。

三、针法调理

针法调理可以通过刺激经络、调节气血、恢复脏腑功能而发挥作用。

1. 调理脾胃功能：通过针刺刺激足三里、关元等穴位，调节脾胃运化功能，增加食欲，促进营养吸收，改善脾胃虚弱的症状。

2. 调节内分泌功能：通过针刺刺激肾俞、命门等穴位，增强肾脏对水液代谢的调节能力，从而改善肾虚引起的尿频、尿急、漏尿等症状。

3. 调节神经系统功能：通过针刺刺激心经、肝经等穴位，缓解情绪紧张、失眠多梦等症状，帮助产后妈妈恢复身心健康。

四、艾灸调理

艾灸是中医经络理论的重要组成部分，通过燃烧艾草熏蒸和刺激穴位，达到温通经络、行气活血、调和阴阳、调整脏腑功能的作用。对于产后体虚者，艾灸可以温补气血、健脾和胃、补肾固脱。

1. 调理脾胃虚弱：通过在脾胃经络穴位上进行艾灸，可以增加脾胃的消化和吸收功能，提高食欲和身体免疫力，达到调理脾胃、益气健脾的作用。

2. 改善气血虚弱：对于产后气血虚弱、未哺乳而月经来潮者，可选择经期前后艾灸法。在月经前一周或月经来潮后一周内，通过艾灸来补益气血，从而达到调节月经周期、经量及经色，改善内分泌功能的目的。此外，产后失血较多者，艾灸还可促进血液循环，加速血细胞的再生，有利于产后康复。

3. 补肾固脱：对于产后肾虚的情况，可采用肾俞穴艾灸法。肾俞穴位于腰椎下缘，是肾脏经络的起始穴位。通过对肾俞穴位进行艾灸，可以补肾固脱、强身健腰达到改善肾脏的代谢和排泄能力的作用。

（韩月）

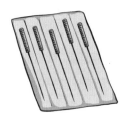
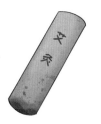

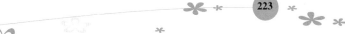

产后漏尿，您是否经历着这种尴尬？

小美生完孩子后几个月了，还是不敢出门，且情绪沮丧，家人以为她是因产后身材走样而自卑，却不知真正的原因是产后漏尿！她大笑、咳嗽，甚至抱孩子的时候，小便就会漏出来，非常尴尬。

在 2019 年的母亲节，某女明星在网络上晒出了自己的难言之隐：产后被漏尿困扰了 2 年，打喷嚏、原地跳跃、跑步等动作都会造成尿失禁，连整个护垫都湿掉……您也像小美一样，在默默承受着产后漏尿的痛苦吗？

一、为什么会发生产后漏尿呢？

产后漏尿和女性盆底肌的功能密切相关，盆底肌就像是一张吊床，承托着盆腔中的子宫、膀胱、阴道、肠道等器官，维持这些器官的正常位置，行使其相对应的功能，并在排尿、排便和性功能中发挥着重要作用。

众所周知，在分娩过程中胎儿通过产道时，产妇盆底韧带与肌肉过度牵拉和扩张，使得盆底肌松弛，如果产程过长，就会有可能发生压力性尿失禁，也就是我们所说的漏尿。然而并不是顺产才会发生产后漏尿哦，剖宫产的产妇也同样会发生。那是因为怀孕时，胎儿在子宫内不断发育长大，使得盆底肌负荷逐渐加重，最后不堪重负，渐渐变得松弛；孕晚期，体内分泌的"松弛素"，会使韧带松弛，有利于妊娠分娩，这种激素同样有可能导致漏尿。如果产妇产后没有休息好，过早负重，盲目穿着塑身衣，增加腹压，就会加剧漏尿的发生。

如果产后有长期增加腹压的因素，更会雪上加霜，增加漏尿的概率，这些因素包括：长期咳嗽、便秘、肥胖、一些不良生活习惯（憋尿、憋大便）、久蹲、长站、从事举重或者重体力劳动等。

二、如何判断产后漏尿的严重程度？

1. 轻度：日常活动及夜间无尿失禁，腹压增加时偶发尿失禁，不需用尿垫。

2. 中度：腹压增加及起立活动时，有频繁的尿失禁，需要用尿垫。

3. 重度：起立活动或卧床时有尿失禁，严重影响日常生活及社交。

三、产后漏尿怎么办呢？

1. 轻度漏尿：一般通过主动性训练（包括凯格尔运动）、被动训练（包括磁刺激、盆底电刺激疗法），都会收获不错的效果。

凯格尔运动：运动前需排空小便，用力快速缩紧肛门，保持 3 ~ 5 秒，快速放松 10 秒；再收缩、放松，如此反复；收缩保持时间逐渐延长至 10 秒。每次 10 ~ 15 分钟，每天 3 ~ 4 次。

盆底电刺激疗法：通过放置于阴道、直肠或皮肤表面的电极给予不同强度的低频电流，来刺激阴部神经、盆腔神经及肌肉，从而增强盆底肌肉的收缩强度和弹性，现已广泛应用于医院的产后门诊。产后早期进行盆底电刺激疗法，可有效恢复盆底功能。

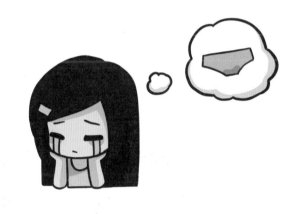

2. 严重漏尿：需要依据临床医生的诊断，通过手术治疗，再结合盆底康复治疗。所以产后早期进行盆底功能的评估和康复治疗，才能避免症状加重！

四、中医对产后漏尿有何认识？

产后漏尿属中医学的"遗尿""尿不禁"等范畴，主要分气虚型和肾虚型。

1. 气虚型：产后小便失禁，尿液清，面色少华，倦怠无力，少气懒言，语音低微，舌淡，苔薄白，脉细。多因中气受损，气虚下陷，无法固摄、升举和维系胞宫、膀胱等器官。《诸病源候论·小便不禁候》云："因产用气，伤于膀胱，而冷气入胞囊，胞囊缺漏不禁小便，故遗尿。"

2. 肾虚型：产后小便失禁，尿色清，面色晦暗，头晕耳鸣，腰膝酸软，畏寒肢冷，舌淡，苔薄白，脉沉细。因产妇分娩时损伤肾气，以致肾气不固，膀胱气化不利，不能固摄尿液。《诸病源候论·小便不禁候》云："小便不禁者，肾气虚，下焦受冷也。肾主水，肾虚下焦冷，不能温制其水液，故小便不禁也。"

五、产后漏尿中医治疗小妙招

1. **中药口服：** 在治疗上以补虚为主，往往以补脾益肾、升阳固摄为治疗大法，常用补中益气汤、缩泉丸加补血、收涩或固肾等药。

2. **针灸治疗：** 通过循经取穴，可疏通经络、益气固摄，调节神经功能，改善盆底肌肉力量，增强尿道周围组织紧张度，增高尿道括约肌张力，从而恢复膀胱正常的排尿功能。多循足太阳膀胱经、足少阴肾经及任脉取穴，如关元、中极、足三里、三阴交、肾俞、八髎等。

3. **中医外治法：** 如灌肠、穴位贴敷等药物治疗，以及耳穴贴压、艾灸等非药物治疗，也能改善产妇盆底肌肉功能，促进排尿功能的恢复。

若您当下正经历着产后漏尿的尴尬，请及时去专科门诊评估，及早干预哦。

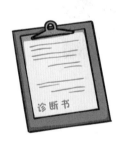
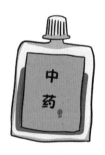

（赵玉芹）

您有产后尿潴留的痛苦吗？

有些产后妈妈会碰到一件既尴尬又痛苦的事，那就是产后排尿困难，想尿却尿不出来的"产后尿潴留"。

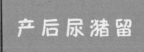

产后尿潴留

一、什么是产后尿潴留？

产后尿潴留是指产后 6～8 小时不能自行排尿或排尿不畅，分为显性尿潴留和隐性尿潴留。显性尿潴留是指产妇尿管拔出后 6 小时不能自行排尿；隐性尿潴留指能自行排尿，但排不干净，膀胱的残余尿量在 150ml 以上。顽固性产后尿潴留指产后 3 天依然不能自主排尿。

二、产后尿潴留的原因是什么？

分娩过程中，凡能引起膀胱、尿道解剖位置改变或损伤膀胱、尿道组织以及排尿神经的因素，均可引起产后尿潴留。最常见的病因有以下几种：

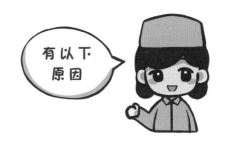

1. 分娩时间长：由于胎儿头部持续压迫，使盆底肌肉和神经拉伸受损，损害正常排尿反射，从而影响膀胱收缩和扩张功能，发生尿潴留。

2. 分娩镇痛：对镇痛药物敏感，抑制了盆腔和阴部传入神经的功能，使传入神经临时感觉不到刺激，引起逼尿肌收缩和尿道松弛不同步，影响正常排尿，导致膀胱过度膨胀，引起尿潴留。

3. 疼痛刺激：产后会阴侧切或会阴撕裂造成外阴创伤疼痛，使支配膀胱的神经功能紊乱，反射性地引起膀胱括约肌痉挛，加之惧怕疼痛不敢用力排尿，导致尿潴留。

4. 腹压下降：由于妊娠时腹壁持久扩张，产后松弛，腹压下降，无力排尿。

5. 盆底松弛：随着年龄增大或产次越多，盆底肌力、会阴组织弹性减退，排尿能力下降。

三、产后尿潴留给产妇带来什么样的影响？

1. 过度膨胀的膀胱会影响子宫收缩，引发产后出血量增加。

2. 尿潴留会影响产妇乳汁的分泌。

3. 尿潴留会引起产后泌尿系统感染，甚至导致膀胱破裂、肾衰竭等严重后果。

四、如何预防和治疗产后尿潴留？

1. 诱导排尿法：如产妇有尿意但小便排不出时，可用温开水冲洗会阴部，或采用流水声诱导排尿反射。

2. 热敷：用热毛巾或热水袋放置膀胱区，刺激膀胱收缩，或者在便盆内放热水，产妇坐在上面，使热气熏蒸会阴部，反射刺激膀胱肌壁，使膀胱逼尿肌收缩。

3. 药物：遵医嘱用新斯的明 1 mg 肌内注射，以促使膀胱平滑肌收缩而排尿，注射后 30 分钟嘱咐排尿；有文献报道，可使用开塞露，通过刺激直肠黏膜，使肠蠕动加快，反射性刺激膀胱肌壁，使膀胱逼尿肌收缩而引起排尿。

4. 留置导尿术：在实施了以上方法皆无效的情况下，遵医嘱留置导尿管 24 小时，拔除后再次尝试自行排尿。对于急性尿潴留，第 1 次导尿量不得超过 1000 ml，以免造成膀胱内血管突然减压可致血管破裂出血，应适当保留尿管，每次放尿量在 500 ml 左右为宜。

五、中医对产后尿潴留的认识

中医称产后尿潴留为"癃闭",亦称"产后小便不通""产后小便难"。是指产后小便点滴而下,甚至闭塞不通,小腹胀急疼痛为主要症状的一种病证。

古籍《类证治裁·闭癃遗溺》记载:"闭者小便不通,癃者小便不利。"凡小便排出甚少或完全无尿排出者,统称癃闭。

《素问·灵兰秘典论篇》云:"膀胱者,州都之官,津液藏焉,气化则能出矣"。尿液的正常排出,有赖于膀胱的气化,而膀胱的气化功能又与肺、脾、肾、肝、三焦等脏腑密切相关。

产妇分娩时产程过长,或手术助产,产时努挣,气血耗伤,均可致肺、脾、肾气虚,不能通调水道,致膀胱气化失司而滞塞。产后情绪易抑郁,肝失疏泄,气机失调,气滞水停。剖宫产术致使络脉损伤,血瘀阻滞,致膀胱气化不利。另外,产后亡血伤津,血虚津液不足,或产后湿热下注,均可致尿液潴留不下。

六、中医治疗产后尿潴留的小妙招

1. 中药验方

(1)气虚型:产后小便不通,小腹胀急疼痛,少气懒言,四肢乏力,面色㿠白,舌淡胖,苔薄白,脉缓弱。可选用补中益气汤加桔梗、茯苓、通草。

(2)肾虚型:产后小便不通,小腹胀急疼痛,坐卧不宁,腰膝酸软,面色晦暗,舌淡,苔薄润,脉沉细无力,尺脉弱。可选用济生肾气丸。

(3)血瘀型:产后小便不通,小腹胀满刺痛,乍寒乍热,舌黯,苔薄白,脉沉涩。可选用加味四物汤。

2. 针灸疗法

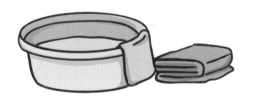

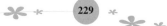

针刺在治疗尿潴留方面具有独特的疗效和悠久的历史，对膀胱功能障碍有明显的双向良性调节作用，针刺可增强膀胱的收缩运动；艾灸可温通经络，行气活血，缓急止痛，从而帮助膀胱恢复正常功能状态。针灸疗法操作简便，不良反应少，并且可减少留置导尿管而引起的尿路感染。

在选穴上注重局部取穴、循经取穴、辨证取穴相结合，常用选穴主要取腹部的任脉经穴，如中极、关元、气海、水道，腰部的膀胱经穴，如膀胱俞、肾俞、次髎，以及下肢的三阴交、阴陵泉等为主。有些产妇产后情志不遂，心神不宁，加用神门、太冲穴。治疗方法多样，包括针刺疗法、电针疗法、针和灸结合疗法、穴位注射、针药结合等。

产后尿潴留给产后妈妈带来很大的痛苦，甚至导致严重并发症，一定要积极干预哦。

（赵玉芹）

产后您做盆底康复了吗?

生完孩子后，新妈妈们常会出现盆底松弛的各种不适症状，如下腹坠痛、腰骶坠胀、漏尿、排便障碍、自觉外阴有物脱出等，其中产后漏尿的发生率就高达 26% ~ 31%。这些症状都是产后盆底功能障碍所致。早期盆底损伤如被忽视，症状加重，日后难以康复，将会影响下半辈子的幸福。那么产后为什么会发生盆底功能障碍呢？我们如何预防和治疗呢？

一、产后盆底功能障碍的原因是什么?

盆底是一个由肌肉、韧带、筋膜等组成的"吊床样"的结构，盆底肌起着支持膀胱、子宫等盆腔内各种脏器、帮助排便排尿、维持阴道紧致度的作用。妊娠期随着胎儿的增大，盆底肌的压力也逐渐增大，盆底"吊床"的弹性就会减弱，甚至会损坏；加之生产时向下用力，分娩时胎头挤压，盆底肌拉伸延长，高度扩张；若产程过长，盆底组织缺血、缺氧、水肿及坏死，使盆底

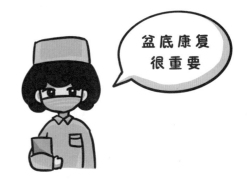

肌纤维拉伸、断裂，甚至造成盆底神经受损；若难产、器械助产，则更会加重盆底及尿道周围组织的损伤，出现产后盆底功能障碍的各种疾病。

此外，产后过早劳作、过度肥胖、长期便秘或咳嗽，增加腹压，均可导致盆底结构功能受损；若过度消瘦、营养不良，激素水平低下、盆底胶原蛋白含量减少，盆底组织缺乏支撑力量，亦可造成盆底松弛。

二、中医是怎么认识盆底功能障碍的？

盆底功能障碍在中医学中属于"阴挺"范畴，指妇女子宫或阴道壁脱出于阴道口外。《诸病源候论·妇人杂病诸候》提出："胞络伤损，子脏虚冷，气下冲则令阴挺出，谓之下脱。亦有因产而用力，偃气而阴下脱者。"早就认识到"阴挺"的发生与分娩密切相关。中医学认为"阴挺"与脾肾两虚有关，脾为后天之本，是气血生化之源，脾主肌肉，脾胃功能正常，则盆底的肌肉得气血滋养而强劲有力，脾又主升提固摄，脾气充盛，盆底脏器才能各居其位、各司其职。肾为先天之本，主封藏固摄，若肾气不足，则冲任不固，带脉失约，脏器失于封藏固摄而下垂。脾肾两虚之体，加之产妇产时用力，或产后过度操劳，耗伤气血，中气下陷，带脉失约，导致盆腔脏器脱垂。

三、产后盆底功能障碍需做哪些检查？

1. 一般检查

产后盆底功能评估一般在产后 6 周左右，也就是 42 天产检的时候进行。

一般检查包括询问病史、常规检查、盆底功能评估等。在医生询问病史时，妈妈们需要详细提供基本信息：如孕产史、手术史、产后症状（有无阴道肿物脱垂感、性交痛、盆腔痛、漏尿），既往有无慢性便秘、慢性咳嗽、糖尿病等，了解家族中女性成员是否有盆底功能障碍性疾病的家族史。

2. 妇科检查及盆底评估

（1）妇科检查：包括会阴有无伤口、伤口愈合情况，会阴体弹性、阴道口能否闭合、最大屏气向下用力时各脏器下移程度；检查会阴骶神经分布区域的痛觉和温觉，了解有无神经损伤。

（2）盆底肌功能检查：主要包括盆底肌肌力、直肠检查、阴道收缩压。改良牛津肌力分级是产后盆底功能基本检查项目，方法简单易行，主要评估盆底肌肉收缩强度、对抗阻力能力，肌肉收缩持续时间及疲劳度、对称性，重复收缩及快速收缩能力。

（3）盆底肌电生理检测：内容包括Ⅰ、Ⅱ类肌纤维肌力与肌纤维疲劳度、阴道动态压力等，以评估盆底肌损伤情况。对于会阴侧切者，需要检测盆底三维B超，以了解盆底肌纤维是否断裂、肛提肌裂孔大小，膀胱颈移动度等情况；若有肌纤维断裂则需要手术治疗；若漏尿严重则需要做尿动力学检查等。

☑ 妇科检查
☑ 盆底肌功能检查
☑ 盆底肌电生理检测
☑ 盆腔肌筋膜疼痛评估

（4）盆腔肌筋膜疼痛评估：如果有盆腔疼痛则需要进行此项检查，主要检查有无耻骨联合分离，有无会阴、肛提肌、闭孔内肌、梨状肌及尾骨等部位疼痛。

3. 问卷调查

医生采用问卷调查表形式，对不同症状者有针对性地选择不同的问卷进行客观评估。包括：盆腔器官脱垂－尿失禁－性生活问卷简表（PISQ－12）、尿失禁影响问卷简表（IIQ－7）、尿失禁生活质量问卷表（I－QOL）、盆底障碍简易问卷表（PFIQ－7）、健康调查12条简表（SF－12）、国际尿失禁咨询问卷－膀胱过度活动症问卷表（ICIQ－OAB）、女性性功能调查表（FSFI）等，在就诊时一定要如实回答，有助于医生的诊断及治疗。

三、产后盆底康复的治疗方法

1. 健康管理及预防

在孕期及产后要养成良好的生活习惯，避免长时间负重、久站、久坐、久蹲等，养成良好的排便排尿习惯；避免熬夜，不吸烟，不过饮咖啡、浓茶；不要过量饮食，避免超重，减少巨大儿的发生；尽量避免高龄孕产；建议学习正确的盆底肌训练（凯格尔运动），增强盆底核心肌群力量。

2. 康复训练

康复训练主要有盆底肌训练法、盆底肌肉电刺激、磁刺激、盆底生物反馈治疗、阴道哑铃等；有盆底肌疼痛者，需要采用盆底肌筋膜疼痛手法治疗。其中盆底肌训练法为基础训练，需要长期坚持，同时配合其他治疗方法，疗效更好。

（1）凯格尔训练：收缩盆底肌肉，收缩2～3秒，放松5～10秒，如此反复，每次20～30次为一组，每次锻炼三组以上。随着循序渐进的训练，可增加收缩时间为5～10秒，放松为5～10秒，如此反复锻炼，需要一直坚持，才能取得良好的效果。

（2）阴道哑铃：阴道哑铃是由高级医用无硅胶材质制作而成，重量从20～70g不等，分5个等级，编号为1～5。在训练中将其缓慢置入阴道口2cm位置，从最轻的开始，重量逐步增加，使人体保持适应，然后尝试坐、行走、爬楼梯等方式，每次锻炼15～20分钟。

（3）盆底肌肉电刺激：是放置特定电极在阴道内，电极可以传递不同强度电流，刺激盆底肌肉和神经，提高神经肌肉兴奋性，增强盆底肌肉收缩强度和弹性。电刺激每次治疗20～30分钟，每周2～3次，10次为一个疗程，常需治疗1～2个疗程。

（4）生物反馈治疗：需要使用生物反馈治疗仪，将其探头置入阴道或直肠内，以检测盆底肌肉电信号活动，并采用模拟的声音或视觉信号反馈给妈妈和医生，使妈妈根据这些信号训练，学会自主控制盆底肌的收缩和舒张，掌握正确的锻炼方法。生物反馈治疗针对性强、无损伤、无痛苦、无副作用。

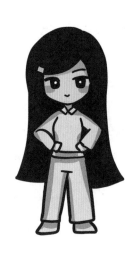

（5）磁刺激：是利用脉冲磁场使人组织内部形成感应电流刺激组织细胞，从而产生治疗作用。磁刺激无痛，刺激范围更深、更广，可达深部组织。磁刺激线圈放置于体表，没有侵入操作，方法简便、安全性高。目前使用的磁刺激治疗椅，可调整多种姿势，治疗过程舒适，接受度高。

3. 中医治疗

中医治疗根据"虚者补之，陷者举之，脱者固之"的原则，以补中益气、升阳举陷为法则，采用补中益气丸、固元升提汤等口服治疗，可改善机体免疫功能，促进盆腔血供，缓解盆底水肿，提升盆底肌力，改善盆底功能。另外，还可采用按摩、针刺等中医特色疗法，选择足三里、三阴交、气海、关元等穴位，刺激盆底神经的兴奋及传导，促进神经修复和再生。

盆底康复治疗是一个长期持续的过程，但目前认为在产后 6 个月内治疗效果最好，采用中医与康复训练联合方案疗效明显高于单一治疗。故建议新妈妈们尽早检查，及时治疗，持之以恒，一定能恢复盆底功能，提高生活质量。

（许家莹）

专家讲解

相关知识连接